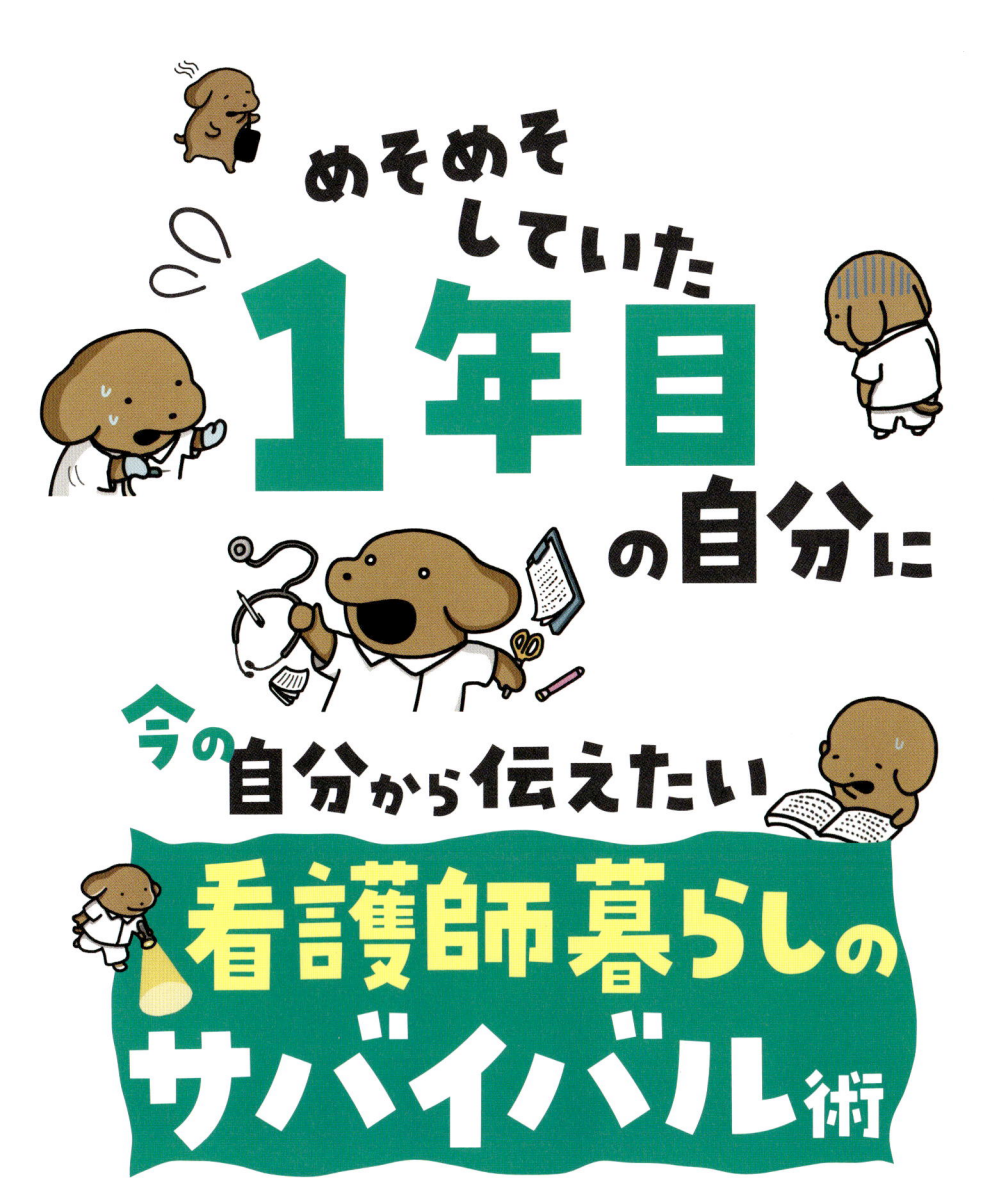

めそめそしていた1年目の自分に

1年目の自分に

今の自分から伝えたい

看護師暮らしのサバイバル術

編集 **めそかん編集委員会**

イラスト **うかうか**

JN245654

MC メディカ出版

入職して1年目の看護師がしんどいなんて分かってるつもりだったけど…

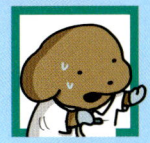
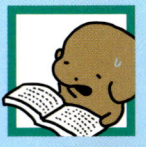
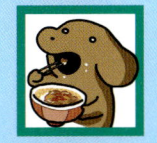

毎日ふとんから出るので精一杯！
先輩の前だと慌てちゃうし、
記録が終わんないから残業だし、
退勤後の勉強も全然頭まわんなくて、
また雑なごはんを食べちゃった。
勤務も生活も、もうばたばた……。

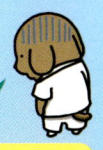

……この先、看護師やっていけるのかな。

そんな風にめそめそしていた
1年目当時の自分に
もし今の自分からアドバイスを送れたなら……
そんな祈りから生まれた1冊を届けにきたよ。

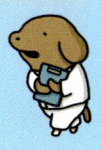

あ、あなたは……〇年後の私？

話が早いわね。詳しくは
各partのプロフィールを
見てちょうだい。

わんポイント： この本（略して「めそかん」）
は13名の看護師に書いてもらいました。
だから配属先、職歴、今の働き方、看護観
など、さまざまな看護師のやっていき方を
読むことができるよ。p.8〜9の目次から
気になる看護師を探してみて！

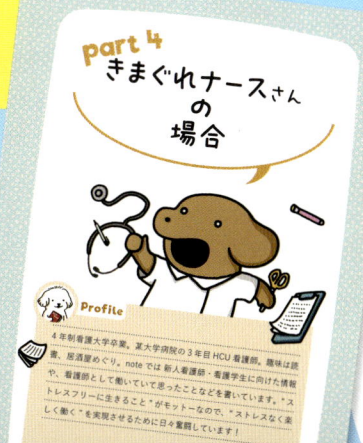

part 4
きまぐれナースさん
の
場合

Profile

4年制看護大学卒業。某大学病院の3年目HCU看護師。趣味は読書、居酒屋めぐり。noteでは新人看護師・看護学生に向けた情報や、看護師として働いていて思ったことなどを書いています。"ストレスフリーに生きること"がモットーなので、"ストレスなく楽しく働く"を実現させるために日々奮闘しています！

そっか……いろんな看護師の続け方があるんだ。でも、今は〇年後も続けているイメージなんて、ちょっともう全然できなくって……。

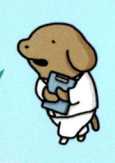

そんなもんよね〜、いいのよ。こんな看護師もいるんだ、こんなやり方・考え方もあるんだ、って少し視界が広がったならうれしいな。

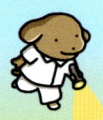 「めそかん」ってどんな本か、項目ごとにみてみよう！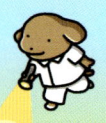

Daily Time Schedule
仕事に行きたくない新人看護師の1日

うわ、日勤の私だ……こんなひどい1日って私だけなんじゃ…？

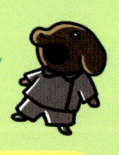

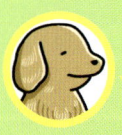

自分だけ失敗続きに感じてつらいよね……。たしかに、みんなが通る道だけど、"あるある"では済まないくらい超リアルな1日を書いてみたよ。

わんポイント：自分の1日と比べてみてもヨシ。記録には載らない新人看護師の1日を覗いてみて。

Daily Time Schedule
仕事に行きたくない新人看護師の1日

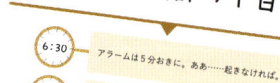
6:30　アラームは5分おきに。ああ……起きなければ。

7:00　とりあえずおにぎりだけ作って持っていこう。偉い。

7:30　ああ……憂鬱だ。何もミスなく仕事が終わりますように。

7:50　病院到着。前残業つらい。でも行くのが遅いと情報が取れない。

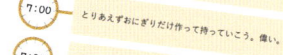
9:00　A先輩と患者のスケジュールの確認。今日の受け持ちは2人。BさんはCVカテーテル入れ替えの処置とCT撮影がある。Cさんはせん妄患者さんだ。胃管の自己抜去歴があるし嫌だな。

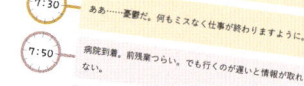
10:00　え？ BさんもうCT呼ばれたの？ まだ抗菌薬つないでいないのに。Cさんのこと見れないよ。

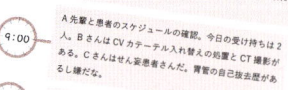
10:30　Cさん「痰の吸引をして」「身体の向きを変えて」とかでナースコールが多い。対応してあげたいけれど、今からBさんのCVカテーテル入れ替えの介助だから無理だ。ごめんCさん。

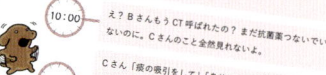

Today's Highlights
本日のハイライト

特にきつかった当時の記憶を、〇年後の私はどう思っているか整理しながら振り返ってみたよ。

しんどい時にきつい記憶を振り返るのって、すごくエネルギーを使うでしょ？
1年目のあなたが状況を整理するための助けになったらうれしいな。

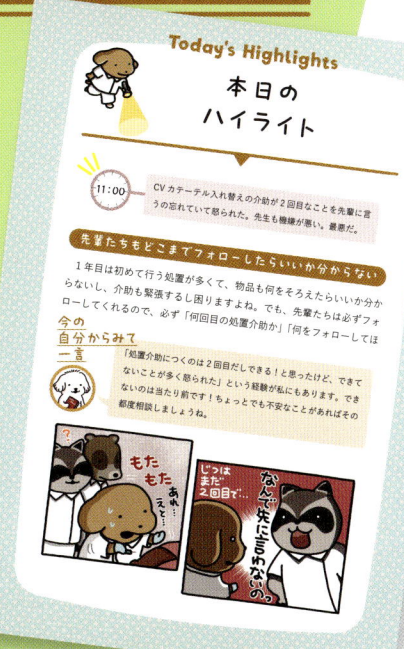

もう何がしんどいのかも分からなくなっていたから、〇年後の自分から当時のレビューを聞けるの、助かるな〜。

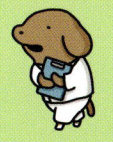

わんポイント：技術や知識だけじゃない！ 勤務中から帰宅後まで、しんどかったあの瞬間にスポットライトを当てました。状況を整理してみよう。

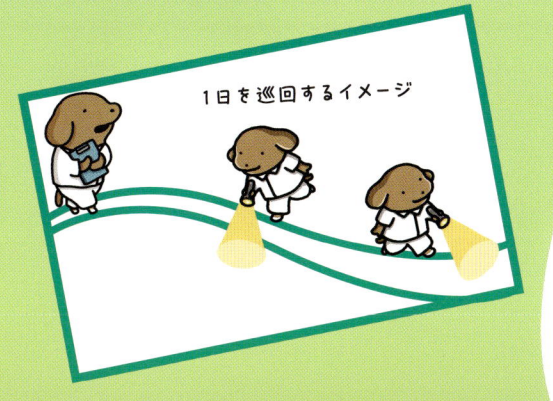

1日を巡回するイメージ

当時の自分にアドバイスするなら

当時の自分に言ってやれるなら、
これだけは伝えたかった…！って
アドバイスを3つだけ書きました。
「分かる〜」って思ってもらえる話
ばかりじゃないかもしれないけど…。

思い出される
指導という名の
つらい記憶…

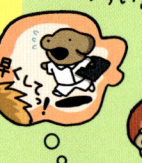

（ウワーーー、アドバイスって指導っぽいな）
いやぁ……今日は疲れているので、その、
ホントもうアドバイスとか大丈夫です……。

分かる〜、拒否反応出ちゃうよね。
私も自分のことを棚に上げてアドバイス
するのは心苦しいから、当時の私との
会話形式にしてみました。
「今にして思えば…」
って反省もあれば、
「当時も今も間違って
ない！」って話も
あるから、ちょっと
読んでみてほしいな。

わんポイント：情報収集や記録などの
「業務」から、先輩や自分自身との
「付き合い方」、看護師としての「や
っていき方」まで、1年目当時の自分に
伝えたいことだけ書いてあります。

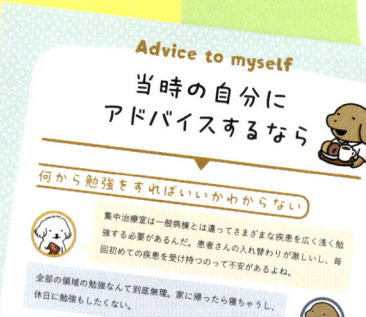

何から勉強をすればいいかわからない

集中治療室は一般病棟とは違ってさまざまな疾患を広く浅く勉強する必要があるんだ。患者さんの入れ替わりが激しいし、毎回初めての疾患を受け持つのって不安があるよね。

全部の領域の勉強なんて到底無理。家に帰ったら寝ちゃうし、休日に勉強もしたくない。

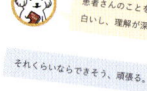

そうだよね。まずは、「その日に受け持った患者さんの処置・疾患・治療内容」を勉強するといいよ！疾患に対してどのような治療を行っているのか、抗菌薬や点滴、内服はどんな作用や副作用があるか、人工呼吸器の観察点など、日々受け持っている患者さんのことを勉強すると、勉強内容と実践がつながって面白いし、理解が深まるよ！！！

それくらいならできそう、頑張る。

優先順位が分からない

先輩に優先順位を考えて動けと言われるけど、そもそも優先順位って何？スケジュールを立てても急な検査や処置が入るとパニックになっちゃうよ。

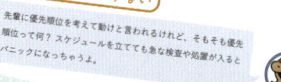

 と、こんな本の一部を書かせてもらったんだ。

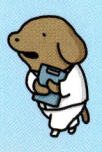 ウーン……自分が看護師をやってるところか本に載ってるなんて、信じられないけど。

 うん。私はインフルエンサーじゃないし、仕事は毎日大変だし、看護師としてサバイバルしている今が正解か、なんて分からないけどね。

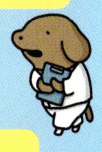 じゃあ、なんで依頼を受けたの？

 当時の私のような思いをしている誰かが、明日だけでも、呼吸がしやすい看護師生活を送れたらいいなって思ったからだよ。

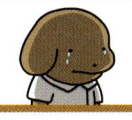
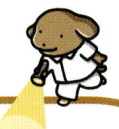

〜この本を手に取ってくださった皆さんへ〜

〇年先から当時の自分に向けて贈る、1年目の看護師暮らしのアドバイス集ができました。本屋さんには看護力アップのための本がたくさんあって、インターネットを見ればバナー広告が転職を勧めてくるこの頃ですが、「上昇志向だけじゃない、ただ今だけにスポットを当てた本」があってもいいのではと企画した1冊です。しんどい日も多い1年目ですが、この本が少し元気を出す（または逃げこむ）ための明かりになればうれしいです。

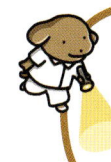 スマホの合間にパラパラ読んで、シールを貼ってちょっと気持ちが明るくなったら今日はそのままスッと寝落ちしていただければ幸いです。

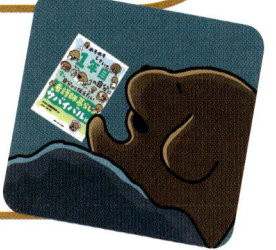

2025年3月　めそかん編集委員会

CONTENTS

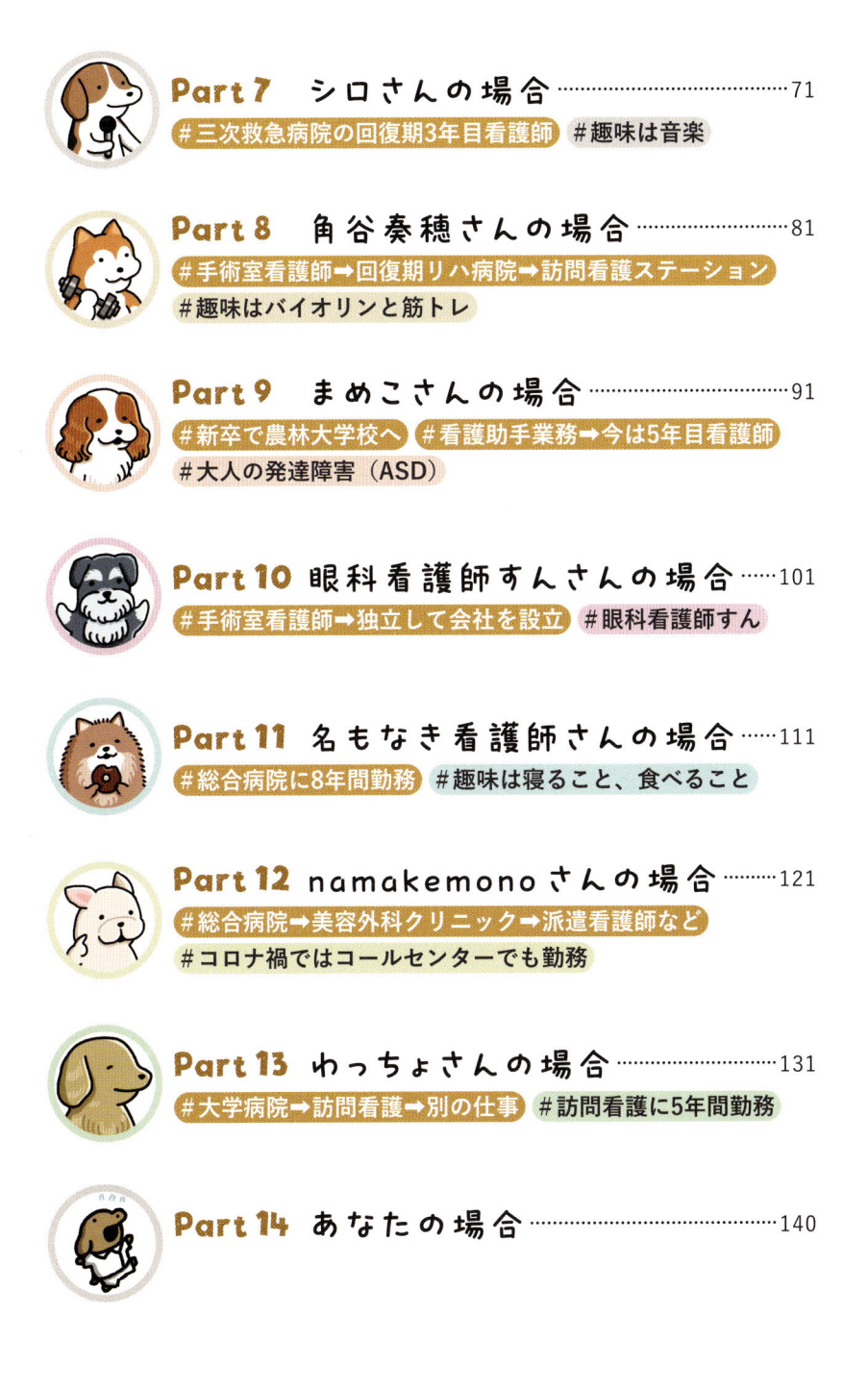

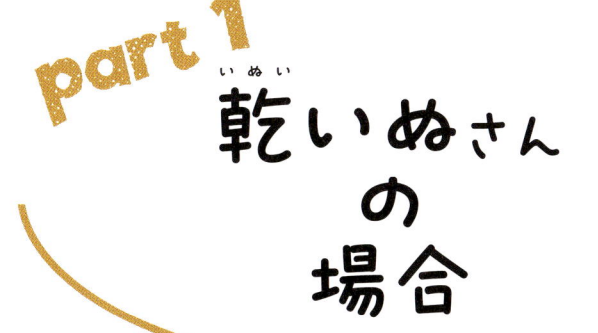

Part 1 乾いぬ（いぬい）さん の 場合

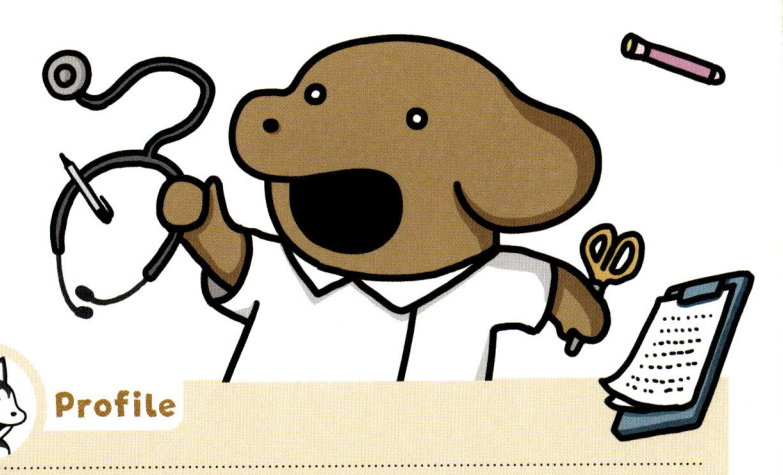

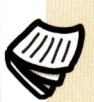 **Profile**

新卒で大病院の急性期外科病棟に就職するが挫折し1年で退職。その後は第二新卒として個人病院の慢性期内科病棟に転職するも、またすぐ転職。現在は健診センターで保健師として勤務している。

転職するまでの経緯を綴った「やる気いっぱいだった新人看護師が病んで仕事辞めた話」「第二新卒で転職したら看護師クビになった話」を note に掲載中。

趣味はアイドルのコンサートへ行くこと、テニス、ポケモンカード、睡眠。

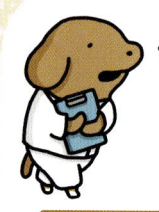

仕事に行きたくない 新人看護師の 1 日

7:20 めざましで起床。これから仕事だという絶望感。

7:30 固形物は受け付けないので、inゼリーを流し込む。

7:50 家を出る。事故って仕事休みたいと思いながら運転。

8:10 着替えて病棟到着。プリセプターに挨拶を無視される。

8:15 情報収集開始。受け持ちを見て絶望＆残業を確信。情報を取り漏れて先輩に「何を見てたの？」と怒られる。

9:00 点滴準備。先輩に「手際が悪い」と怒られる。

9:30 ラウンド開始。合間にナースコール・点滴差し替え・検査出し・オペ出しがあって全然進まない。

10:00 先輩に分からないことを質問すると「そんなのも分からないの？ 勉強足りてないよね？」と詰められる。

11:30 リーダーとペアの先輩に午前の報告。「観察が不十分」「報告の仕方が悪い」と詰められる。

12:30 食事介助。本来フリーの仕事だが、お局に「先輩に仕事頼むな」と怒られたので自分でする。

12:45 やっと休憩。だが15分で切り上げて記録を進める。

14:15 保清。2人介助が必要な患者なのでフリーの先輩に一緒にお願いするも後回しにされ、全然進まない。

15:00 点滴が漏れていることが発覚。再留置に苦戦する。ナースコール対応に追われる。

16:30 師長に「何で終わってないの？」とキレられる。

18:30 やっと患者対応が終わり記録開始。全然書いてないので時間がかかる。記録以外にも入院処理や手術準備があるのでまだまだ終わる兆しが見えない。

20:00 やっと退勤。2時間はサービス残業。

20:15 職場を出た瞬間涙が。泣きながら運転して帰る。

20:30 自炊する気力がないのでテキトーなものを食べる。家事もできず部屋は荒れ放題。

22:00 母親に半泣きで「つらい」と電話。ベッドの中で、仕事辞めたい新人看護師のSNS（X）を読み漁る。

23:00 就寝。やり忘れを思い出して悲しくなる。

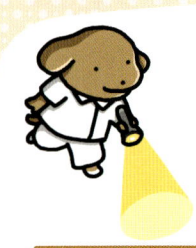

Today's Highlights

本日の
ハイライト

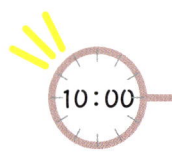

10:00　先輩に分からないことを質問すると「そんなのも分からないの？勉強足りてないよね？」と詰められる。

何をどう勉強すればいいか分からない

　国家試験に向けて勉強を頑張ってきたけど、仕事で必要な知識と国試に必要な知識はかなり違うし、働き始めて分からないことだらけの中で毎日新しいことを覚えないといけないから、頭がパンク状態になってしまいます。先輩たちは「勉強して」って言うけど、勉強しなきゃいけないことが多すぎて何から勉強すればいいか分からないし、「これ調べて」ってたくさん言ってくるから、全然追いつきません。先輩に言われたときは「勉強しよう！」と思っても、仕事の後も休みの日も疲れてなかなか勉強できず。疲れた身体に鞭打って勉強しても、ちょっとポイントがズレていたり先輩が求めている答えを出せなかったら「勉強してないよね」って言われてしまいます。「なんで仕事の時間以外に仕事のこと考えなきゃいけないわけ？？」って思うようになりました。

今の自分からみて一言

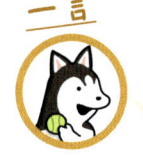

働きながら勉強するのしんどいよね。勉強する時は、ポイントを絞って調べよう！質問されたことや疑問を付箋にメモして、それだけ調べる。できれば休憩時間や通勤時間などの合間を使って、家には持ち帰らないようにするのがポイント。

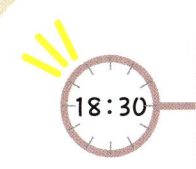

18:30 やっと患者対応が終わり記録開始。全然書いてないので時間がかかる。記録以外にも入院処理や手術準備があるのでまだまだ終わる兆しが見えない。

リアルタイムに記録を書くのはハードル高め

　学生の時までは時間をかけてたくさんの記録を書いていたけど、看護師に求められる記録って学生の時の記録と全然違うんですよね。ポイントを絞って端的に分かりやすく、かつ限られた時間内でリアルタイムに書かなきゃいけません。

　しかも最初の職場は、受け持ち患者全員の、すべての看護記録に対して毎日記録を書かなくてはならず、記録以外にもスコアなど入力するものがたくさんありとても大変でした。

　先輩たちは「記録はタイムリーに隙間時間を使って書かなきゃダメだよ」って言うけど、忙しいうえに何をするにも時間がかかってしまう新人には、そんな時間はないんです（しかもそういう先輩ほどナースコール取らずに詰所で座って記録書いてたりしますよね……）。

今の自分からみて一言

リアルタイムに書くのが理想ではあるけど、バタバタしている時はそんなの無理だよね。忙しい時は、状態変化があった時や術後などの大事な記録だけをその場で書こう！

時間が経つと思い出すのに時間がかかるし、大事な情報が抜けたりする。あと大事なことだけでもリアルタイムに記録していれば、次の勤務の人や他職種が情報収集の時に確認することができるからね。せめて S/O（主観的データと客観的データ）だけでも先に書いておく。A/P（アセスメントと計画）は後からで OK。

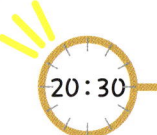
20:30

自炊する気力がないのでテキトーなものを食べる。
家事もできず部屋は荒れ放題。

自分の QOL がダダ下がり

　学生時代は自炊も家事も毎日できていても、社会人になってからは疲れてどっちもする気力が湧かなくなってしまいますよね。だからといってコンビニで買うと高いから、スーパーの割引惣菜かレトルトか袋麺を食べるか、それすら面倒な時は食べていませんでした（食欲もなかったので……）。家事も仕事終わりにできないから、休みの日にまとめてしていました。洗濯物は溜まるし、部屋は荒れ放題。

今の 自分からみて 一言

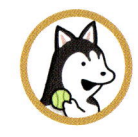

社会人が学生と同じようにできないのは当然！ 無理に自炊せず、多少お金がかかってでも楽する方法を考えよう。野菜はちゃんととってね。
あとは、ロボット掃除機とか食洗機とかドラム式洗濯機とか時短家電を買おう！ ちょっと高いけど、QOL が爆上がりする。

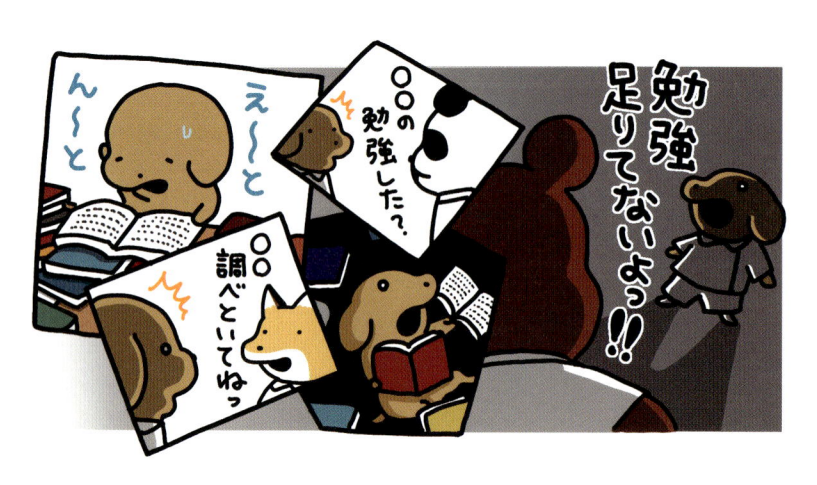

当時の自分に アドバイスするなら

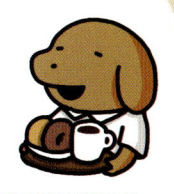

先輩にキツイことを言われるのがつらい

嫌味とかキツい言葉で注意されるのつらいよね。でも先輩って「その職場での仕事上の先輩」なだけで、人として尊敬できるかは全く別！人としてヤバいこと言ってくる人は気にしない！

そんなこと言っても、私より先輩のほうが知識も技術もあって仕事できるのは事実だし……。

その気持ちも分かる。だけどね、先輩の言葉を全部受け止める必要はないんだ。言われたことの中から、知識とか技術とか事実に基づくものだけを切り取って、感情や態度まで受け止めないようにする。あとは、人格否定してくる先輩のことをかわいそうって思うようにする。「新人にマウント取ることしか楽しみがない人なのね、かわいそう」とかね。

できるだけ意識してみる。

全然成長していない気がする

先輩に「まだこれもできないの？」って言われちゃった。同期とも差がついてる気がする。

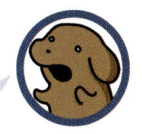

前よりできることはかなり増えているはずなのに、先輩たちには「成長してない」って言われちゃうんだよね。先輩たちは遠い昔の新人時代のことを忘れて、テキトーに「私は○月にはこれできてた！あなたは遅い！」って言ってるだけのこともあるし、気にしないで。

気にしないようにしたいんだけど、どうしても気になってしまうんだよね。

そりゃそうだよね。でも入った時のこと思い出してみて。本当に何もできなかったでしょ。でも今はバイタルサインも測っているし点滴もつないでる。自分ができないことではなく、できることに目を向けてみよう。あと、仕事覚えるのが遅いほうがたくさん仕事任されないし期待されないから、ラッキーかも。

オーケー。そう思うように頑張ってみる。

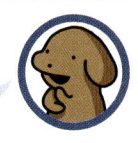

今の職場はつらいけど、辞めたり転職する勇気が出ない

仕事内容も職場環境もしんどすぎて、辞めたいって思うよね。私としては、自分の心や身体が壊れてしまいそうになるなら、無理して今の職場を続ける必要ないし、辞めてもいいと思う。

でも1年目で辞めちゃったら転職先なさそうだから不安だよ。

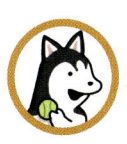
確かに、看護師歴5年と1年じゃ1年のほうが転職先の幅は狭まるかもしれない。でも、看護師の資格を持っている限り働く所はいっぱいあるよ。第二新卒を歓迎していることも多いし。

そう言われても、転職する勇気が出ないよ〜。
転職先がもっと嫌な所かもしれないし。
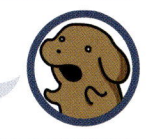

確かに転職するのってめっちゃ勇気いるよね。でも、転職活動してみたら意外と転職先ってたくさんあるんだ。大きい病院とか急性期にこだわらず「自分が大事にしたいこと・譲れないことは何か」を明確にしてから転職先を探すことをお勧めするよ。

休みの日に何もできない

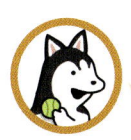
せっかくの休みの日なのに、疲れて何もやる気になれないのしんどいよね。私はマッサージや岩盤浴＆温泉に行ってリラックスしてたよ！ あとは疲れた時は家事も勉強も無理せず休もう。

働いたお金で仕事の疲れを取るのは何だかもったいない気がするけど……。あと家事や勉強をしないと罪悪感があるし。
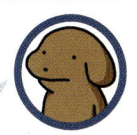

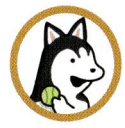
それで身体や心を壊しちゃうほうがもったいないよ！ 頑張ってる自分を甘やかしていこう。

part 2

エポナさんの場合

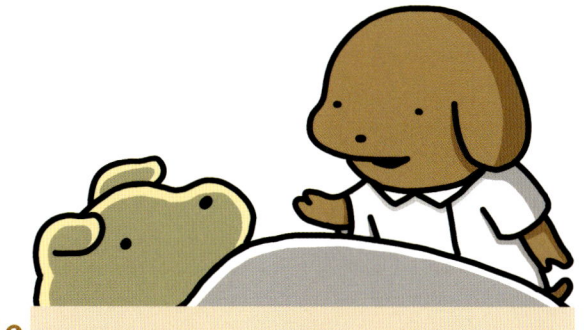

Profile

千葉大学看護学部卒。新卒で大学病院の泌尿器科・歯科口腔外科病棟に配属され4年間勤務。その後、民間病院で3年間急性期外科病棟に勤務する。多忙な日々を送る中で、目の前の患者さんと1対1で関わりたいと考え、訪問看護へ転身する。日々患者さんの持つ"生きる力"に驚いたり励まされたりしながら働く10年目ナース。趣味は映画鑑賞や美術館巡り、英語学習など。日々感じたことを文章にしてnoteで発信中。小さい頃からおっとりとした性格で、休日はもっぱらインドア派。愛犬はミニチュアダックスフンド。

Daily Time Schedule

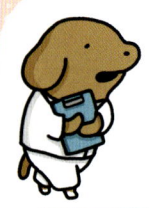

仕事に行きたくない 新人看護師の 1 日

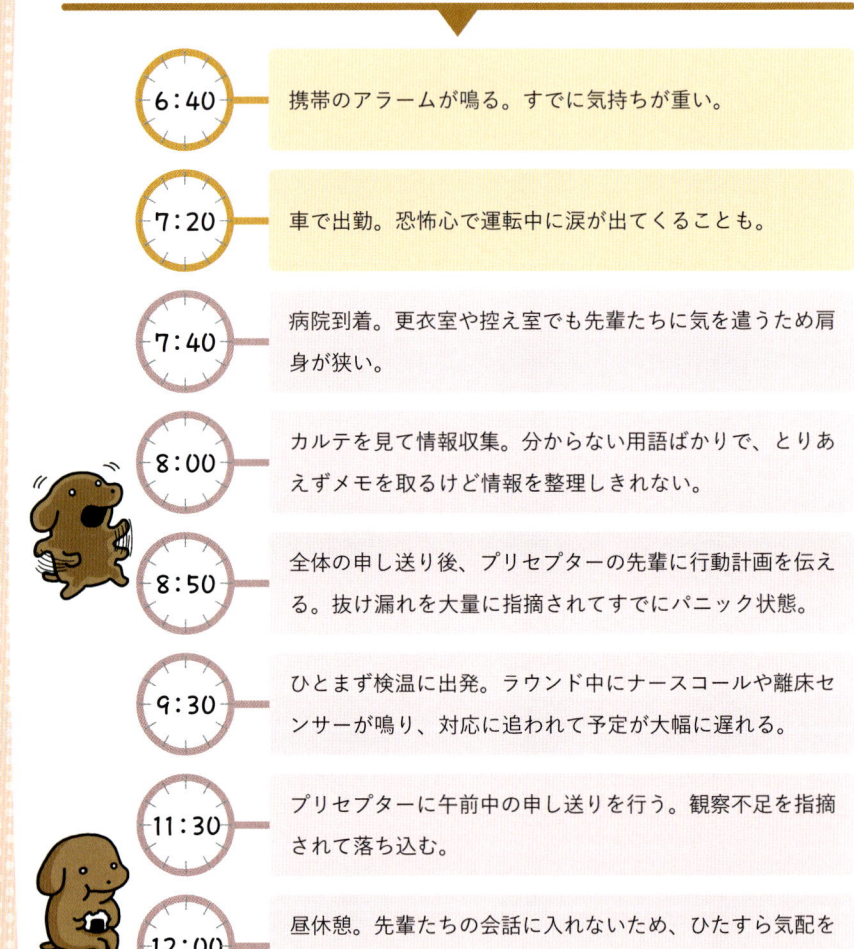

6:40 携帯のアラームが鳴る。すでに気持ちが重い。

7:20 車で出勤。恐怖心で運転中に涙が出てくることも。

7:40 病院到着。更衣室や控え室でも先輩たちに気を遣うため肩身が狭い。

8:00 カルテを見て情報収集。分からない用語ばかりで、とりあえずメモを取るけど情報を整理しきれない。

8:50 全体の申し送り後、プリセプターの先輩に行動計画を伝える。抜け漏れを大量に指摘されてすでにパニック状態。

9:30 ひとまず検温に出発。ラウンド中にナースコールや離床センサーが鳴り、対応に追われて予定が大幅に遅れる。

11:30 プリセプターに午前中の申し送りを行う。観察不足を指摘されて落ち込む。

12:00 昼休憩。先輩たちの会話に入れないため、ひたすら気配を消してやり過ごす。

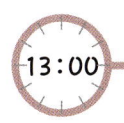

13：00 処置の準備をするが、以前教わった物品の置き場所が分からず時間がかかる。

13：30 先輩に見られながらカテーテル刺入部の消毒や創部の処置を行う。緊張で手が震えそうになる。

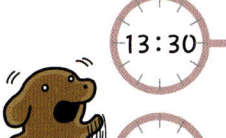

14：30 重症患者の検温および尿やドレーン排液の破棄を行う。

15：00 プリセプターに午後の報告を行う。手技の改善点をいくつも指摘される。

16：00 夜勤者への申し送りで先輩からの質問に答えられず、観察不足を指摘される。

16：30 ラウンド中の夜勤者から呼び出され、日勤でのやり残しを指摘される。患者さんに謝りながら処置を実施。

19：00 記録をしながらプリセプターと振り返り。明日までに調べてくるようにと大量の宿題を出される。

20：30 帰りの車の中で、仕事ができない自分が情けなくて涙が出る。

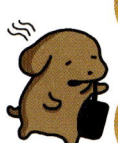

22：00 へとへとの身体に鞭打って大量の調べものをこなす。分からなかった用語はすべてノートにまとめる。

00：00 明日の仕事のことを考え、憂鬱な気持ちのまま就寝。

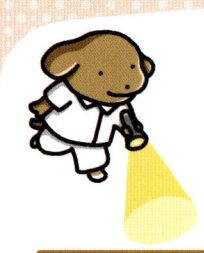

本日の
ハイライト

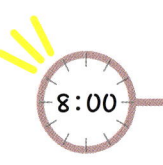

8:00 カルテを見て情報収集。分からない用語ばかりで、とりあえずメモを取るけど情報が整理しきれない。

カルテを見ても専門用語ばかりでさっぱり分からない

　いざ受け持ち患者さんのカルテを開いても、医師の記載内容は英語表記が多くて何が何だか分かりません。知らない用語を1つ1つメモしている間に、あっという間に時間が過ぎてしまいます。朝の情報収集の時間は限られているため焦ります。学生の頃はせいぜい1～2人の患者さんしか担当したことがなかったのに、いきなり5人も6人も受け持つことになるので、患者さんの名前と顔を認識するだけでも精一杯。既往歴や内服している薬のことなんてとても頭に入りきりません。

　よく分からないまま患者さんを受け持つことは怖いので、もっと時間をかけて隅々までカルテを見たい気持ちになりますが、先輩からは時間がかかりすぎだと怒られます。どうしたら効率よく情報収集ができるのか分かりません……。

今の自分からみて一言

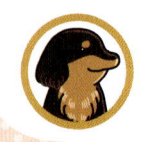

受け持ち患者さんの情報をすべて頭に入れることは不可能だよ。主疾患と現在の治療内容を確認したら、直近の看護記録を読んで症状やADLの確認をしよう。ICの内容や今後の方針は時間がある時に確認すれば大丈夫。夜勤者の申し送り内容も参考にしてみて。先輩にどんなところに着目して情報収集をしているのか聞いてみるのも良いと思うよ。

13:30 先輩に見られながらカテーテル刺入部の消毒や創部の処置を行う。緊張で手が震えそうになる。

処置の際は緊張で頭が真っ白に

　学生の頃の実技試験でも緊張したのに、いざ本物の患者さんを目の前にすると頭が真っ白になるほど緊張します。手順に集中するあまり声かけを忘れてしまったり、何度も確認したのに途中で物品が足りないことに気がついて取りに行ったり……。後ろでは先輩が目を光らせているので余計に緊張してしまいます。実際の創部やカテーテルを見た経験が少ないので、教科書通りに観察しているつもりでも異変を見落としているのではないかと心配です。何度もイメージトレーニングをして臨みますが、一つでも想定外のことが起こると慌ててしまいます。こんな状態では患者さんにも不安を与えてしまうだろうなと思い、申し訳ない気持ちになります。

　手技の成熟度を先輩に評価してもらいますが、同期が次々に合格をもらう中、自分だけなかなか自立できないと劣等感を感じます。人と比べても仕方ないと頭では分かっていても、やはり自分は看護師に向いていないのかと考えて落ち込んでしまう毎日です。

今の自分からみて一言

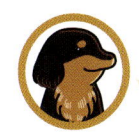

新人看護師に1人で処置をさせないのは、あなたと患者さんの安全を守るため。自信がない時は遠慮なく先輩に指示を仰ごう。そのほうが患者さんも安心するよ。確かに経験則がものを言う場面もあるけど、観察するポイントは熟練者でも同じ。同期と進捗状況を比較するのではなく、入職直後の自分自身と比較して、わずかな成長でも認めてあげようね。あなたなら大丈夫だよ。

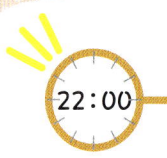

22:00 へとへとの身体に鞭打って大量の調べものをこなす。分からなかった用語はすべてノートにまとめる。

復習や予習に膨大な時間がかかる

　仕事終わりはすぐにでも横になりたいほど疲れているのに、調べたり復習したりする内容が多すぎて自分の時間が取れません。先輩から出された宿題や、カルテの分からなかった用語を1つ1つ調べているとあっという間に深夜になってしまいます。調べた内容は学生時代と同じようにノートにまとめています。何度も見返して復習するのですが、疲れのせいか定着せず睡眠不足の日々が続いています。

今の自分からみて一言

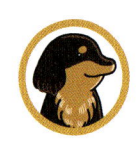

勉強する内容に優先順位をつけてみて。疾患や治療法の概要をつかみ、見逃してはいけない注意点を優先して確認してね。疲れている日はネットで検索してざっくり目を通すだけでも良しとしよう。いきいきと働くあなたの姿が、患者さんにもう一度生きる気力を与えることもあるんだ。無理せず笑っていられるように、自分の心と身体のケアを最優先にしてね。

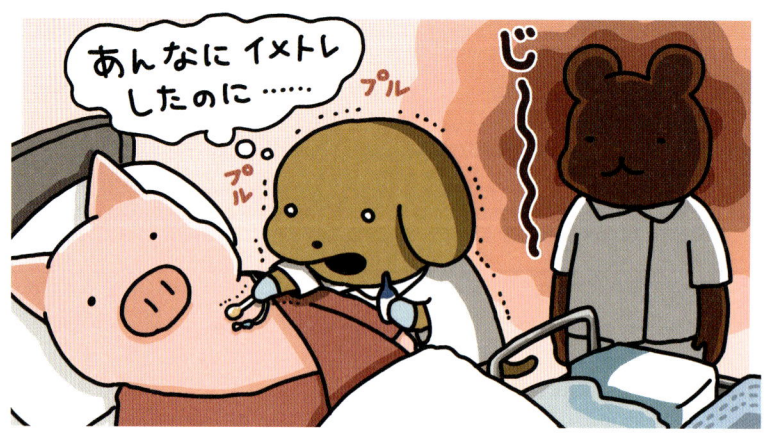

当時の自分に
アドバイスするなら

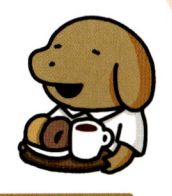

どうしても苦手な先輩がいて仕事に行きたくない

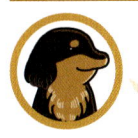

雰囲気がツンツンしていて怖い先輩っているよね。話しかけにくいけど聞かないと怒られるし。一緒の勤務の時は憂鬱だよね。

どうしてあんなに厳しくするんだろう。もう少し優しい言葉を使ってほしいよ。

当時の私は言われた言葉を重く受け止めて引きずってしまったけど、今はあくまで仕事に関する部分だけ受け取ろうと考えているよ。人格を否定されたり自分だけ無視されるなど、明らかに度を越した嫌がらせがある場合は迷わず責任者に相談してね。全部我慢する必要はないよ。

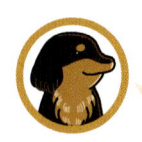

アドバイスくらいに受け取ればいいよね。

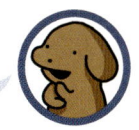

急変が怖くて重症患者さんを受け持ちたくない！

術後急性期の患者さんや状態が悪い患者さんも受け持つようになってきたけど、何が起こるか分からないから毎回すごく緊張してしまうんだ。自分なんかが受け持ってもいいのか分からないよ。

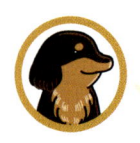

怖い気持ちはよく分かるよ。でも基本的なアセスメント技術を使って観察すれば大丈夫。たとえハイリスクの患者さんでも急変を起こさないように管理するのが医師や看護師の役目なんだ。

急変って防げないものだと思っていたよ。具体的にはどうすればいいの？

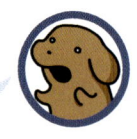

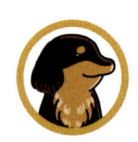

普段から患者さんに接している看護師だからこそ「いつもと違う」という違和感に最初に気がつくことが多いんだ。少しでも気になったことは先輩の耳に入れておこう。誰かと情報を共有することはとても大切だよ。基本的な「報告・連絡・相談」が患者さんやあなた自身の安全を守ってくれるからね。

チームで患者さんを診ているという視点を忘れてはいけないね。1人じゃないんだ。

休日も仕事のことが頭から離れなくて休めない

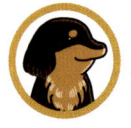

やっとたどり着いた休日なのに、怖い先輩や自分のミスのことばかり考えて全然楽しめないことあるよね。

休日も仕事の疲れを引きずっているけれど、ダラダラしないで勉強しないとって思うんだ。

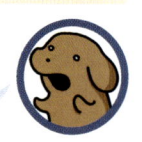

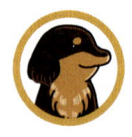

私もそう感じていたけど、実は臨床で使える知識をたくさん詰め込んだからといって、必ずしも良い看護ができるようになるわけじゃないんだ。

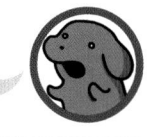

どういうこと？ 知識が大事じゃないの？

自分とは違う価値観を持つ患者さんと接するためには、想像力を働かせて多角的に物事を見る力も必要なんだ。あなたの経験したことのすべてが「あなたらしさ」となって唯一無二の看護につながっていくよ。だから趣味やプライベートもとても大切なんだ。

毎日失敗ばかり。私って看護師に向いてないのかな。

失敗が続くと看護師としての適性を疑ってしまうよね。その気持ちはよく分かるよ。

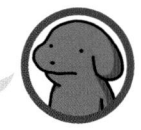

自分は看護師になるべきじゃなかったのかな。

自分のことが信じられなくなるのは何よりもしんどいよね。私も本当に長い時間苦しんだよ。不慣れな環境の中で失敗が続けば逃げ出したくなるのは当然のこと。心身に疲労が蓄積していると極端な考えが浮かびやすいから、こういう時は退職などの大きな決断は避けようね。
100％看護師に向いている人はこの世に存在しないよ。だからまずは自分の特性をどのように仕事に生かせるか想像してみてほしい。「変わらなきゃ」と自分を否定する考え方ではなく、すでに持っている良さを生かせるような働き方や環境を模索してみよう。

part 3

えをきさんの場合

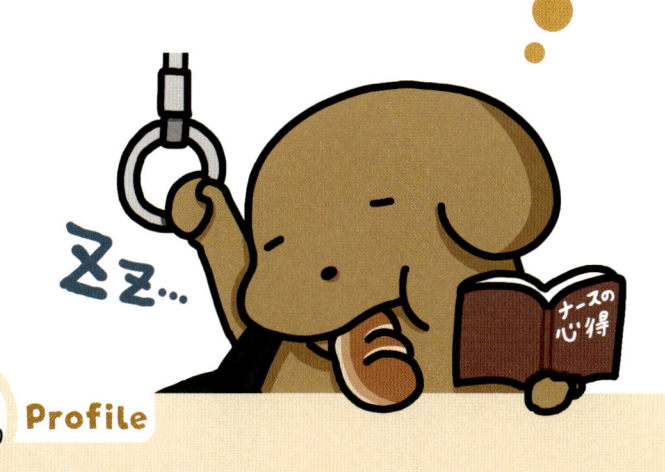

Profile

こんにちは。20代後半で突然看護師になろうと思い立ち、30歳で新人看護師になりました者です。キラキラ新卒ナース達に混注され日々看護業務に奮闘しております。マスクをしていると意外と齢（よわい）がバレないのでしめしめと思っています。元々は港区で会社員をしていましたが、末端の社畜社員すぎて残念ながらキラキラ港区女子OLにはなれませんでした。猫を飼っており溺愛しています。お酒も大好きで、どうしようもないです。新人看護師不適合者だった自分がこうやって入職1年目のみなさんに向けて執筆できるのがうれしくてたまりません。ちなみに急性期病院で働いています。どうぞよろしくお願いします。

Daily Time Schedule

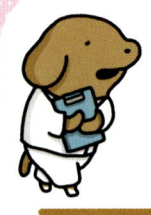

仕事に行きたくない 新人看護師の 1 日

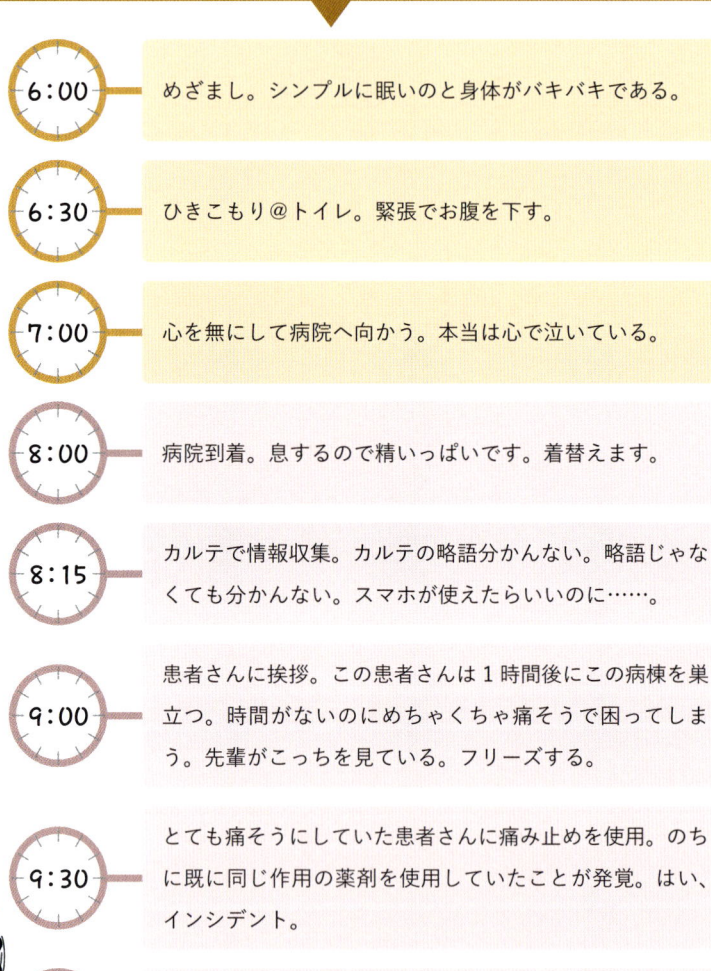

6:00 めざまし。シンプルに眠いのと身体がバキバキである。

6:30 ひきこもり@トイレ。緊張でお腹を下す。

7:00 心を無にして病院へ向かう。本当は心で泣いている。

8:00 病院到着。息するので精いっぱいです。着替えます。

8:15 カルテで情報収集。カルテの略語分かんない。略語じゃなくても分かんない。スマホが使えたらいいのに……。

9:00 患者さんに挨拶。この患者さんは 1 時間後にこの病棟を巣立つ。時間がないのにめちゃくちゃ痛そうで困ってしまう。先輩がこっちを見ている。フリーズする。

9:30 とても痛そうにしていた患者さんに痛み止めを使用。のちに既に同じ作用の薬剤を使用していたことが発覚。はい、インシデント。

10:00 ドレーンの中身を捨てる。大切な排液をこぼしそうになる。なんなら少しこぼした。

10:30 患者さんを別病棟へバトンタッチ。たった数時間で信頼関係を築くのは難しい。それでも感謝してくれる患者さんありがとう。ところで送った先の病棟ナースが怖い。

11:00 記録。いけ！テンプレート展開！君に決めた！学生時代の実習記録とは何だったのか。全然ちゃうやんけ。

12:00 ランチを爆速で食し、ロッカールームで正座でスマホ。自宅で飼っている猫の写真をひたすら見続ける。

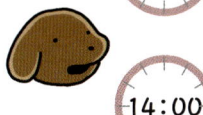

14:00 医師に「今から処置をする」と言われたが、やったことないうえに指示がすべて呪文で何もできない。先輩にやってもらう。凹む。

15:00 優しい先輩に「大丈夫？」と聞いてもらえる。反射的に「大丈夫です！！」と答えるが、大丈夫ではない。

17:00 夜勤者へ申し送り。できないなりに一生懸命に伝えるが、すべて無視される。

18:00 今朝のインシデント記録も終わり！みなさんへ晒されますよ。記録が中途半端な気がするが、働き方改革で早く帰れと言われるので帰る。

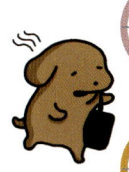

19:00 セブ○イレブンで買ったビールと蒙古タンメンと共に帰宅。

19:30 蒙古タンメンを週4で食べていることにふと気づく。猫に癒されたいが、猫は無視してくる。

00:00 とりあえず寝る。勉強？していません。

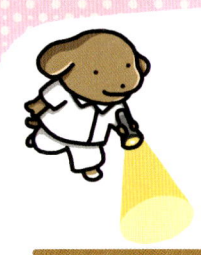

本日の ハイライト

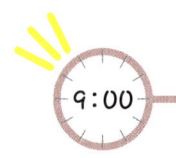

9:00

患者さんに挨拶。この患者さんは1時間後にこの病棟を巣立つ。時間がないのにめちゃくちゃ痛そうで困ってしまう。先輩がこっちを見ている。フリーズする。

予定外の場面。先輩に見られている。フリーズ。

　日々の業務は時間との戦い。でも看護は人間が相手の仕事なので、時間通りにいかないことが多いですよね。そんなことは頭では分かっているけれど、実際に予定外の場面に出くわすと頭が混乱します。そのうえ、この場面では患者さんが痛みに悶え苦しんでいます。【こんなに痛がっている状態で他の病棟に移動させることなんてできない！➡他にもやることがあるのに時間がない！ ➡どうしてそんなに痛いの！？ 分からない！ ➡しかも先輩がこっちを見ている！ 怒られる？ やばい！】という考えに至り、フリーズしています。「看護師は患者さんの代弁者だよ」「患者さん第一に考えるんだよ」と学校で教わり、感銘を受けていたあのころの私はどこに行っちまったのでしょうか。今一番つらいのは患者さん、痛くてしんどいのは患者さんなのに。先輩は心配して見てくれているだけなのに。自分本位な思考になり、固まってしまっている己に気づいて凹みます。

今の自分からみて一言

　予定外の場面や分からないことに出くわすとフリーズするのは人間あるある。あとから「患者さんに申し訳ない」って思うこと、未だにあります。でもいろんな経験をすることで、フリーズ率も減っていくような気がします。機械は使い古すとフリーズ率が上がるのに、人間はその逆なんだなあ。すごい。

 **15:00** 優しい先輩に「大丈夫？」と聞いてもらえる。反射的に「大丈夫です！！」と答えるが、大丈夫ではない。

報連相とは言うけれど……

　ご自身も忙しい中、後輩を心配して声をかけてくださる優しい先輩。涙が出そうになりますね。それにしても「大丈夫」って便利な言葉ですよね。緊急もしくは多重業務でパニックになっており、確実に大丈夫ではないのですが、それでも聞かれると反射的に「大丈夫です！！」とデカボイスで答えてしまうのです。こういう時は「今、○○と××の業務が残っていて、○○が〜なので優先すべきだと考えています。××について対応をお願いできますか（長文）」やら、「1号の△△さんについてです。10分前から胸痛を訴えており喘鳴と肩呼吸もあります。既往に〜があります。現在は〜の治療をして、〜を内服しています。〜と考えます。緊急度が高いので医師にコールをお願いします（長文）」やら言わなければいけないと、確かに研修で教わりました。教わりましたけど、実際できるわけがない！ 報連相とは言うけれど、パッと2〜3秒で状況を見て、考えて、言語化して、他人に進捗報告したり相談したり依頼したりすることは難しいです。相手も忙しそうなので、新人特有の遠慮が働いて、とっさに出てくる言葉は「ダイジョウブデス！！」になってしまうのです。

今の自分からみて一言

　1年目が終わるころですかね。もう少し時間が経つと「大丈夫じゃないです！」って言える度胸がついてきます。正直、よく見るSBARの報告は難しすぎます。実際の報連相は会話で進められるものだと思うので、パニック下であんな長文、カンペもなくスラスラ出てくるわけないわ！と開き直っています。なのでまずは「大丈夫……じゃないかもです！」と言ってみるのがいいかもです。

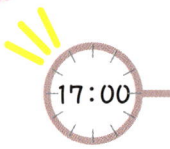
17:00 夜勤者へ申し送り。できないなりに一生懸命に伝えるが、すべて無視される。

一生懸命なんだから優しくしてくれよ！！！！

　分かりますよ、私の申し送りが拙いこと、聞き苦しいこと、分かります。でも一生懸命伝えているんです。なので、無視はやめてください……。無視だけではなく、威圧的な態度や言葉、きつい目線……そして伝家の宝刀、「根拠は？」（！！来たぁ～！）。全部やめてください！ そんな態度で接してこなくたって、できないことは十分に分かっているし、ミスったことや残務が発生してしまったことは、反省しています。そもそも毎日練習なしで本番（患者対応）に挑んでるという、トンデモないことを新人看護師はしていると思うのです。なのでどうか優しくしてください。

今の自分からみて一言

　今の自分からみても、意味が分からない！ 優しくしてくれよ！ と思います。ますます新人の自己肯定感を下げるような対応はするなと小一時間問い詰めたいですね（できません）。われわれはこの対応を次世代にはしない、負の連鎖は引き継がないでいきましょう。

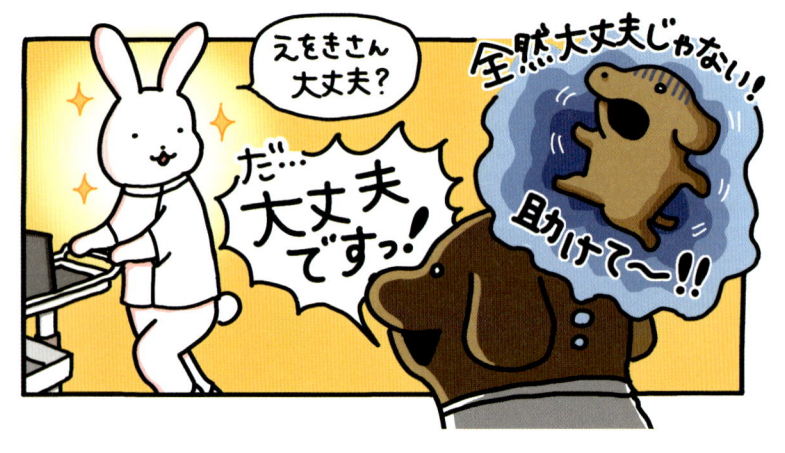

当時の自分に アドバイスするなら

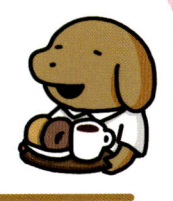

試練を乗り越えられる力はある 無理なら逃げる力もある

この前、学校の同期と久々に会ったら、皆の表情が新人看護師時代と比べて明らかに変わったなと思ったんです。何でだろうね、って話したんだけど、やっぱり"新人"を抜け出したのがデカイのかなと感じました。

そんなこと言われても、毎日何も分からない、何もできなくてつらくて、惨めになる。

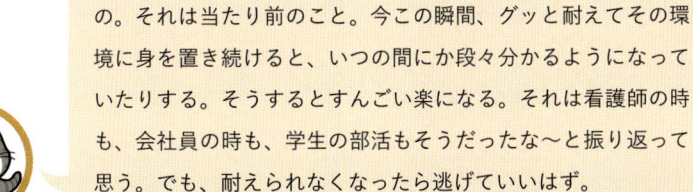

分からないことに囲まれると、人は不安やストレスを感じるもの。それは当たり前のこと。今この瞬間、グッと耐えてその環境に身を置き続けると、いつの間にか段々分かるようになっていたりする。そうするとすんごい楽になる。それは看護師の時も、会社員の時も、学生の部活もそうだったな〜と振り返って思う。でも、耐えられなくなったら逃げていいはず。

毎日無力さしか感じていないけど、耐える力と逃げる力は持っているってことね。

人間関係がつらくてやめたくなるのは看護師だけじゃない

耐えたところで、結局人間関係がつらくなってしまって、つぶれそうになるかもしれない。

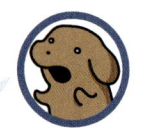

人間関係の悩みはつきもの。現在の職場は「お局は撲滅した」と先輩が言っていたのが決め手で就職を決めたよね。でもクセが強い人はいるし、時々「そんな態度しなくてもいいじゃん！」って場面に出会うことが今もある。

やっぱり看護師って性格悪い人多いのかな。
人をケアする立場なのに、不思議に思う。

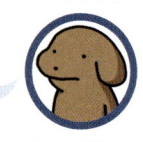

性格悪い人、合わない人はどの業界にもいる。看護以外の仕事に就いていたけど「なんやねんこいつ！」と思うような経験はよくあった。ただ、看護の世界は人と人とのコミュニケーションで、顔を合わせて仕事を進めることが他の業界よりはるかに多い。だから人の嫌なところが見えやすく、攻撃を食らいやすい環境にいるとはいえるかもね。

なるほど、それも1つの意見としてあるかも。

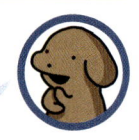

看護師は毎日パソコンに向かって1人で黙々と仕事するわけにはいかないからね。とにかく、どんな相手でもお互いにリスペクトをもって接するのが大事よね。

未来なんて見据えなくなって当たり前

就職後も師長との面談で将来の展望を聞かれる場面もあります
が、「毎日をこなしていくのが目標」と答えています。学生の時
のほうが、大学院行って専門看護師になろうかなとか、どの認
定看護師の資格取ろうかなとか考えていたなぁ。

新人看護師のリアリティショックもあるけど、とにかく忙しく
てしんどくて理想の将来像が描けなくなるから？　夢がないな。

現実を知って未来なんて見据えられなくなって当たり前。でも
悪いことばかりじゃない。もっと具体的にどうしたいか分かる
ようになったよ。友人が「誰からも話しかけられやすい看護師」
になりたいって言っていて、これには我も超絶同意。

誰からも話しかけられやすい看護師か。友だち、素晴らしいこ
と言うね。でもなぜ？

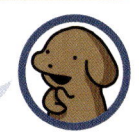

先輩や後輩からも、医師やコメディカル、そして患者さんから
も話しかけられやすい人間って、業務が円滑に進み、患者さん
の利益にもなる存在。それって最高じゃん！　大学院だの研究だ
の、キラキラビッグドリームを持つのは、いったんやめた。小
目標達成して自分褒めてこ。

友だちしか勝たん

1年目の時は、夜は高カロリーの辛いラーメンばっか食べていたのに、毎朝緊張でお腹下すからみるみるうちに痩せていったわ。まあもう体重は戻ってしまったけど（笑）。今は休みの日は何してる？

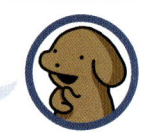

休みの日は友だちとお酒飲んでくだらない話をしてゲラゲラ笑っているよ。勉強もしなきゃなのは分かっているけれど……。

そのままで良い！ 勉強はそのうちしたくなったらやるハズ。ワイを笑顔にさせてくれる友だちしか勝たんし、その時間のおかげで新人時代を乗り越えたと確信しているよ。仕事以外に自分の世界を持っておくことは本当に大事なんだね。

part 4
きまぐれナースさん
の
場合

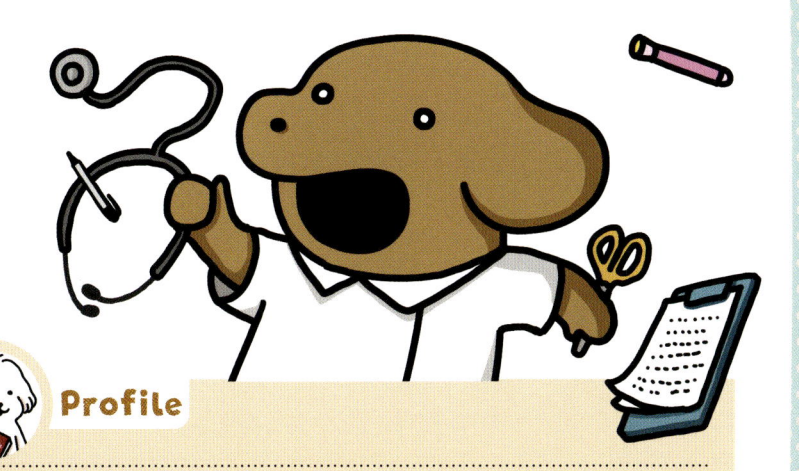

Profile

4年制看護大学卒業。某大学病院の3年目HCU看護師。趣味は読書、居酒屋めぐり。noteでは新人看護師・看護学生に向けた情報や、看護師として働いていて思ったことなどを書いています。"ストレスフリーに生きること"がモットーなので、"ストレスなく楽しく働く"を実現させるために日々奮闘しています！

Daily Time Schedule

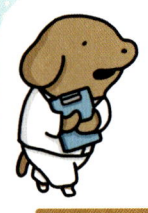

仕事に行きたくない新人看護師の1日

6:30　アラームは5分おきに。ああ……起きなければ。

7:00　とりあえずおにぎりだけ作って持っていこう。偉い。

7:30　ああ……憂鬱だ。何もミスなく仕事が終わりますように。

7:50　病院到着。前残業つらい。でも行くのが遅いと情報が取れない。

9:00　A先輩と患者のスケジュールの確認。今日受け持ちの患者さんは2人。BさんはCVカテーテル入れ替えの処置とCT撮影がある。Cさんはせん妄がある患者さんだ。胃管の自己抜去歴があるし嫌だな。

10:00　え？ Bさんもう CT 呼ばれたの？ まだ抗菌薬つないでいないのに。Cさんのこと全然見れないよ。

10:30　Cさん「痰の吸引をして」「身体の向きを変えて」とかでナースコールが多いな。対応してあげたいけれど、今から BさんのCVカテーテル入れ替えの介助だから無理だ。ごめん、Cさん。

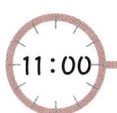 **11:00** CVカテーテル入れ替えの介助が2回目なことを先輩に言うの忘れていて怒られた。先生も機嫌が悪い。最悪だ。

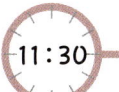 **11:30** またCさんがナースコールを押している。「何の用事ですか？ ナースコールそんなに鳴らさないでくれます？」Cさんに優しくできない。自己嫌悪。

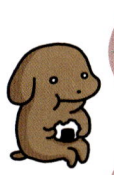

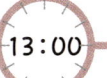 **12:00** やっと休憩だ。もう嫌だ帰りたい。怒られたし、先輩に報告するの怖い。そもそもこの先輩言い方きつくて苦手なんだよな。

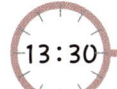 **13:00** 午後からも頑張ろう。って、え？？ Cさん胃管カテーテル抜いちゃったの！？ また怒られる。

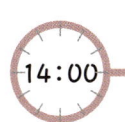 **13:30** 先生に胃管カテーテル再挿入してもらって経管栄養をつなげる。Cさんは今は疲れて寝ている。Bさんのところに行こう。

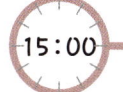 **14:00** バイタルサインの報告が無事できた。Cさんが髪の毛を洗ってほしいと言ってきたので、先輩に相談して経管栄養が終わって時間があったらすることになった。準備をしておこう。

15:00 記録をしないと。さっさと終わらせよう。

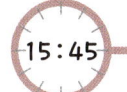 **15:45** Cさんの洗髪をした。気持ちよさそうにしてくれて「ありがとう」って言ってくれた。こういう時間がもっと取れたらいいのに。

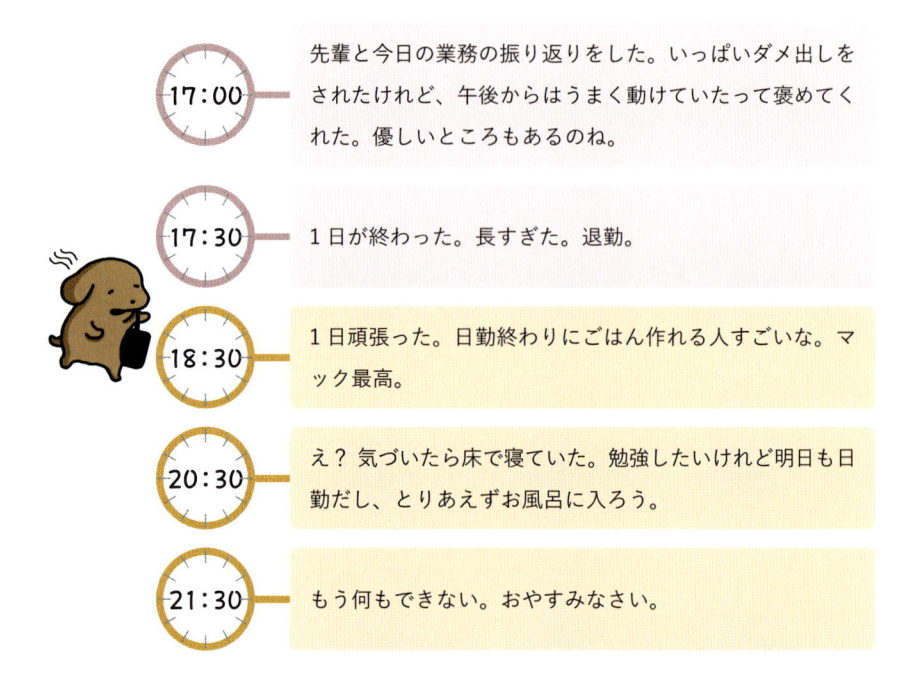

17:00 — 先輩と今日の業務の振り返りをした。いっぱいダメ出しをされたけれど、午後からはうまく動けていたって褒めてくれた。優しいところもあるのね。

17:30 — 1日が終わった。長すぎた。退勤。

18:30 — 1日頑張った。日勤終わりにごはん作れる人すごいな。マック最高。

20:30 — え? 気づいたら床で寝ていた。勉強したいけれど明日も日勤だし、とりあえずお風呂に入ろう。

21:30 — もう何もできない。おやすみなさい。

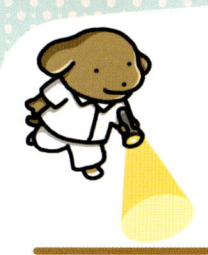

本日の
ハイライト

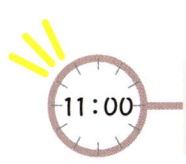

11:00 CVカテーテル入れ替えの介助が2回目なことを先輩に言うの忘れていて怒られた。先生も機嫌が悪い。最悪だ。

先輩たちもどこまでフォローしたらいいか分からない

　1年目は初めて行う処置が多くて、物品も何をそろえたらいいか分からないし、介助も緊張するし困りますよね。でも、先輩たちは必ずフォローしてくれるので、必ず「何回目の処置介助か」「何をフォローしてほしいのか」「不安な点はないか」を事前に伝えるようにしましょう。毎回同じ先輩が1年生のフォローをするわけではないので、先輩たちもみなさんが「何ができて何ができないか、どこに困っているか」が分からないとフォローができません。「CV介助は2回目です。準備物品は分かります。不足の物品がないか不安なので、後ほどご確認お願いします。一度目はほとんど先輩に介助していただいたので主体的に動くのは初めてです」。ここまで詳しく言わなくてもいいですが、詳しく言うと先輩もフォローしやすいので、具体的に伝えて助けてもらいましょう！

今の自分からみて一言

「処置介助につくのは2回目だしできる！と思ったけど、できてないことが多く怒られた」という経験が私にもあります。できないのは当たり前です！ちょっとでも不安なことがあればその都度相談しましょうね。

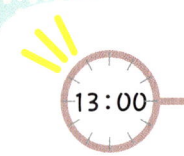

13:00 午後からも頑張ろう。って、え？？Cさん胃管カテーテル抜いちゃったの！？また怒られる。

不穏患者さんの自己抜去はあるある！ 対策を！

　胃管の自己抜去、点滴ルートの自己抜去、Aラインの自己抜去……看護師をしていて、自己抜去に対応した経験がない人はまずいないでしょう。今回の患者さんは頻回コールからも分かるとおり、明らかに不安・不穏状態でした。しかも胃管の自己抜去歴もあり、抜かれるリスクしかありません。このような患者さんは身体拘束をされていることがよくあると思うのですが、「ミトンや抑制帯は外れていないか」の確認が必要です。しっかり装着したはずのミトンを華麗に外す……などはあるあるです。身体拘束の種類の検討も医師・先輩たちと行いましょう。また身体拘束はあまりおすすめできないので、自分が近くにいる時は解放するのも忘れないでください。

　また、自分が患者さんを見られない時には周りにそのことを伝え、見てもらえるようなら見てもらい、ナースコールなども対応してもらいましょう。1年生の立場で先輩にお願いすることはなかなか難しいと思うのですが、ここはもう協力してもらうしかありません。「この間だけ見ていてほしいです」などと言えると良いですね。胃管のテープを補強したり、鏡で自分の様子を見てもらったりするのも1つの案です。不要なデバイスは抜去も検討しましょう。

今の自分からみて一言

私も1年目の時、患者さんに胃管の自己抜去をされてかなりへこみましたし、患者さんを責めてしまうこともありました。胃管の不快感がある患者さんの気持ちをくみながら、できる対策を行っていきましょう！

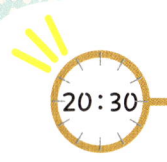

20:30　え？ 気づいたら床で寝ていた。勉強したいけれど明日も日勤だしとりあえずお風呂に入ろう。

疲れているけれど、とりあえず今日1日の振り返りだけしよう！ 塵も積もれば山となる！！

　1年目は仕事が終わるとすぐに泥のように寝ていました。もちろん睡眠が1番大切！ そうなんですけど、「今日受け持った患者さんの処置・疾患・治療内容」の振り返りだけ、ざっくりと行いましょう。スキマ時間に分からない言葉をちょっと検索するだけでいいです！ この「ちょっと」の積み重ねが大きな知識となります。1日1つ知識が増えると、1年で365個の知識になります。5分でも10分でもいいので、できるといいですね。

今の自分からみて一言

疲れて勉強する時間がとれないのは新人あるあるです。私も最初は20時ごろに寝ていて勉強ができませんでしたが、この方法を実践してみたところ、無理なく知識を増やすことができました。大変だけど一緒に頑張りましょう！

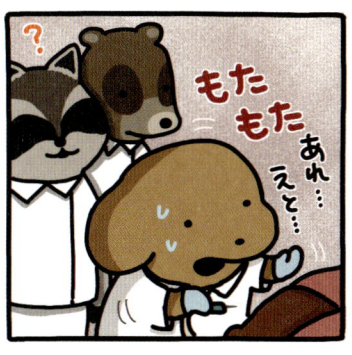

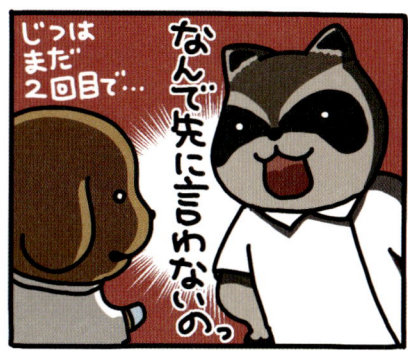

Advice to myself

当時の自分に アドバイスするなら

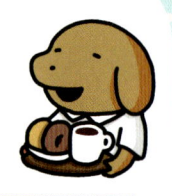

何から勉強をすればいいか分からない

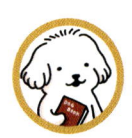
集中治療室は一般病棟とは違って、さまざまな疾患を広く浅く勉強する必要があるんだ。患者さんの入れ替わりが激しいし、毎回初めての疾患を受け持つのって不安があるよね。

全部の領域の勉強なんて到底無理。家に帰ったら寝ちゃうし、休日に勉強もしたくない。

そうだよね。まずは、「その日に受け持った患者さんの処置・疾患・治療内容」を勉強するといいよ！ 疾患に対してどのような治療を行っているのか、抗菌薬や点滴、内服はどんな作用や副作用があるか、人工呼吸器の観察点など、日々受け持っている患者さんのことを勉強すると、勉強内容と実践がつながって面白いし、理解が深まるよ！！！

それくらいならできそう、頑張る。
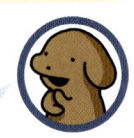

優先順位が分からない

先輩に優先順位を考えて動けと言われるけれど、そもそも優先順位って何？ スケジュールを立てても急な検査や処置が入るとパニックになっちゃうよ。
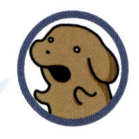

優先順位って難しいよね。まずは「患者さんの生命に直結するもの」から対応していこう。処置やリハビリなど多職種と一緒に行うものは、事前に時間を調整できると焦らず対応できるよ。

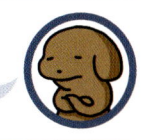

でも急に処置や検査が入ると予定が崩れて、何から対応したらいいか分からなくなるんだ。

そうだよね。その時は、まず、処置や検査の準備をしてから、その対応をしよう。予定が崩れるのは仕方ないから、処置や検査が終わった後に受け持ち患者さんの全身状態を観察して、その後は点滴などの行うべき時間が決まっている処置から処理しよう。清潔ケアや記録は後でもできるから、時間通りに行わなければいけないものから処理していこうね。

生命に直結するもの・行うべき時間が決まっている処置が大事、覚えた。

報告・連絡・相談のタイミングが分からない

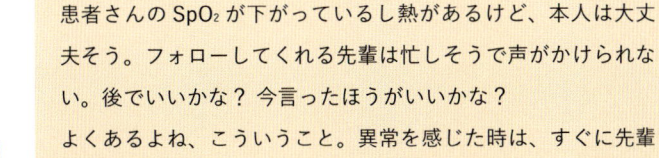

患者さんの SpO_2 が下がっているし熱があるけど、本人は大丈夫そう。フォローしてくれる先輩は忙しそうで声がかけられない。後でいいかな？　今言ったほうがいいかな？
よくあるよね、こういうこと。異常を感じた時は、すぐに先輩に伝えよう。

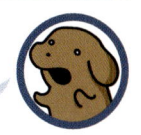

でも、先輩に声をかけて「後にして」って言われると何も言えなくなるよ。

状態が変化した時など、急いで見てほしい場合には、簡潔に「先輩すみません、〇〇さんの呼吸状態が悪化しており対応が分からないので見ていただきたいです」とすぐに伝えよう！

でも、急いで見てもらった結果何もなかったら、先輩に嫌な顔されないかな……。

見てもらった結果、異常がなかったらそれでもちろんいいんだよ。大切なのは、異常を感じた時点ですぐに報告すること！！新人のうちは、なかなか判断が難しいと思うから、「変だな」と思ったらその時が報告のタイミングだよ！

1年目をうまく乗り越えるコツ

1年目に大切なことは「報告・連絡・相談」「挨拶・返事」「感謝・謙虚さ」だと思うんだ。深い知識や専門性なんて求められていないから、先輩たちに支えてもらっていることに感謝しながら当たり前のことを当たり前にするだけで満点だよ。

「今年の新人は使えない」とか言われたらどうしよう……早く仕事を覚えないと。

焦らなくて大丈夫だよ。先輩にたくさん甘えて、しつこいくらいに報告・連絡・相談していこうね！必ず助けるから安心してね！！一緒に頑張ろう。

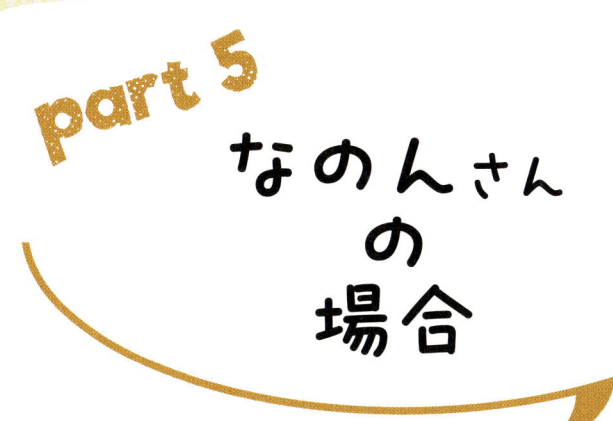

part 5

なのんさんの場合

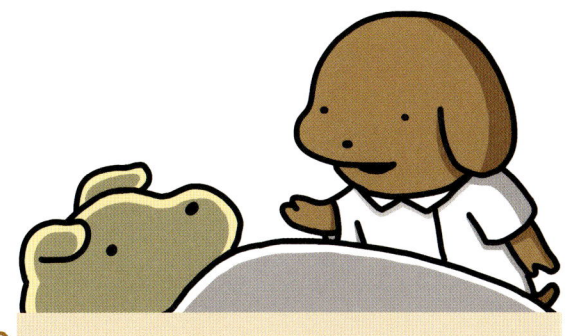

Profile

はじめまして！ 本当はアイドルになりたかった看護師 3 年目、なのんと申します。2 年間某大学病院の総合診療内科で勤務。保育園看護師への憧れから転職するもわずか 2 カ月で退職！ そして再度転職し、現在は施設内訪問看護師として頑張っています。

趣味はかわいいもの集め、地下アイドルや 2.5 次元俳優の推し活です。趣味があるっていいですね……。

正直、看護観とかないけれど、こんなダメダメナースでも誰かのお役に立てたら幸いです。

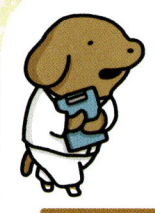

Daily Time Schedule

仕事に行きたくない
新人看護師の1日

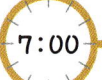
6:40 前日の残業の疲れが残った身体で起床。今日は絶対早く寝る、定時上がりすると心に決める。

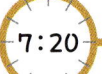
7:00 「仕事行きたくない気持ち」VS「仕事行く準備を進める身体」

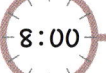
7:20 自分の病棟が近づくにつれて、動悸と失敗したらどうしようって不安で無意識に泣いている。

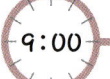
8:00 電子カルテから指示を拾うのに時間がかかるため、先輩よりかなり早く病棟へ着き、指示を拾う。

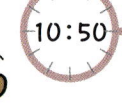
9:00 先輩看護師と受け持ち患者の指示すり合わせ。観察点、点滴、処置……何から手をつけるか、優先順位のつけ方で慌てる。

10:50 患者の容態が急変。追加の処置に追われる。

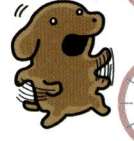
11:30 午前中にやるべきことが終わらない。先輩も忙しくなんとか1人で頑張るしかない。この頑張りがのちに怒られる原因となる。

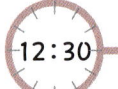
12:30 ストレスで食事が喉を通らない。経口ゼリーのみ摂取。受け持ちが気になってゆっくりと休憩がとれない。

13:30 身体抑制中の患者さん、休憩に行く前に抑制帯を確認したのに、見事にすり抜けて点滴を自己抜去している。

14:00 午後の点滴作成を始めるが、頭の中はインシデントをしてしまった罪悪感でいっぱい。

14:30 午前中に医師のオーダー通りに採血した検体。種類が違うとリーダーから注意を受ける。私がすべて悪いの？

15:30 やっと電子カルテに記録を打ち始める、が……

16:00 緊急入院を振られる。容態重め、全介助の患者さん。まだ受け持ちも終わっていないのに、これから入院対応、胸水穿刺、CV挿入、終わりが見えない。

17:30 定時。先輩にどこまで終わっているか聞かれる。受け持ちの患者さんの記録をチェックしてもらう。

18:30 ほかの同期はすべて終わっている。自分はやっと入院記録を始める。

19:00 見かねた先輩が記録の手伝いをしてくれる。同期も大丈夫？と優しい言葉をかけてくれる。その言葉が逆にみじめな気持ちに変換されていく。

21:00 結局この時間に退勤。一緒に残ってくれた先輩に何度も謝る。つらい。

21:20 帰り道、1日を振り返りながら、辞めたい、向いてない、なんで看護師になったんだろうって自分を責めてしまう。

23:50 帰宅後、気がついたら寝落ちていた。目が覚めたらこの時間。重い体を起こし、お風呂に入る。

00:30 ああ、また明日が来てしまうんだな、と目をつぶる。

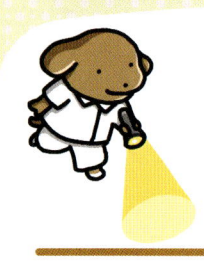

本日の
ハイライト

11:30 午前中にやるべきことが終わらない。先輩も忙しくなんとか1人で頑張るしかない。この頑張りがのちに怒られる原因となる。

頭で考えていることがうまく進んでいかないもどかしさ

　私は性格上とても要領が悪い（笑）。「点滴作成➡バイタルサイン測定➡清潔ケア」などの通常業務ですら緊張したり、ミスしないようになどと考えながら行っていたため、時間がかかっていました。先輩から「どうすれば時間をうまく使えると思う？」と言われ、どうにかしたいとは思うものの、頭の中で思い描いたように進められない自分に何度も失望し、向いていないと感じる日々でした。その上、急に発生する緊急の検査・処置・入院などの予定変更に臨機応変に対応するだなんて、とても余裕がありませんでした。それでも"忙しい先輩に迷惑かけちゃだめだ！"と自分でなんとかしようとして結果的に失敗。同期と比べて自分の仕事のできなさに凹んで、自信なんて全くなかったです。

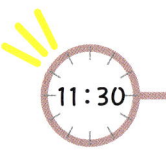

今の自分からみて一言

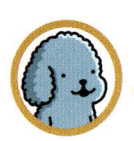

看護師になって数カ月の人がうまく仕事を進められるはずない！（笑）生まれてすぐの赤ちゃんに立て！って言っているようなものだし、周りもできると思ってないよ。安全に仕事をすることが大事だし、時間かけすぎは丁寧に仕事しているってことでもある。速さがすべてじゃないんじゃないかなぁ。

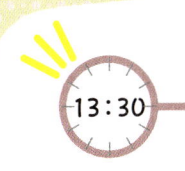

13:30 — 身体抑制中の患者さん、休憩に行く前に抑制帯を確認したのに、見事にすり抜けて点滴自己抜去している。

対策なんてなくない？ ってインシデントばっかり。。。

ちゃんと真面目に仕事して、正しい手順で行っていてもついてくるのがインシデント。もちろん自分の過失で起きてしまうものもあります。でも私の体感ですが、これどうしようもなくない？ ってものや、看護師がすべて悪いの？ 私がインシデント書かなきゃダメなの？ ってものも多くて正直めちゃくちゃ不満でした。抑制をしていたのに自己抜去された、転倒したというものや、医師のオーダーミスによるインシデントなど……、原因に人員不足や物品不足などは書けないのでモヤモヤ。

そしてインシデントを師長に報告した際の「観察はちゃんとしていたの？」「この人の情報ちゃんと拾ってた？」などのきつい尋問への謝罪。その後全体の申し送り時に行われる、公開処刑かのようなインシデントお披露目会。忙しい中最善を尽くしたうえでのインシデントは、大きなストレスの要因でもありましたね。

忙しい夜勤などの際は、ただでさえ受け持ち人数が多く記録も多い中、インシデントが発生すると、"あ、もう定時には帰れない"と覚悟を決めていました。

今の自分からみて一言

正直、インシデントは運の要素もあると思う！ 抑制をしていて自分の時にたまたま抜かれただけとか、たまたま転倒した日の受け持ちが自分だったって心の中で割り切ることも大事なんだと思う。あとは、転んだけど骨折しなくてよかったというように、不幸中の幸いをなんとか見つけて、自分をよかったよかったという気持ちにさせることを、気持ちの対症療法と呼んでます（勝手に）。

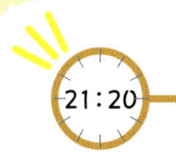

21:20 帰り道、1日を振り返りながら、辞めたい、向いてない、なんで看護師になったんだろうって自分を責めてしまう。

看護師として生きる自分がつらくなってしまう

　看護師を選んだ理由って人それぞれあると思うんです。例えば入院歴があって、そこで看護師に憧れを抱いたとか、お金！手に職！みたいな理由だったり（笑）。なのんは小学生の頃に観た医療ドラマから看護師という仕事を知り、そこから看護師になろうと思いました。でも実際夢を叶えて現場で働くと、ドラマとも実習とも違うリアルを知るとともに、怒られてばかりの情けない自分、思い描いていた看護師像とかけ離れた今の自分がつらくて悔しくてたまらなかったです。たくさん勉強して叶えた夢のはずなのに、看護師という職種を選んだ過去の自分を責めていました。

今の自分からみて一言

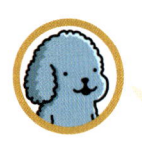

今だって正直看護師向いてないとは思います。でも3年目になって、やっと自分に合う看護師としての働き方で少し前を向けるようになりました。大丈夫、過去の自分。今の自分の選択も間違っていない。それにたかが仕事だし、1年目なんだし、まだまだこれからでしょ！

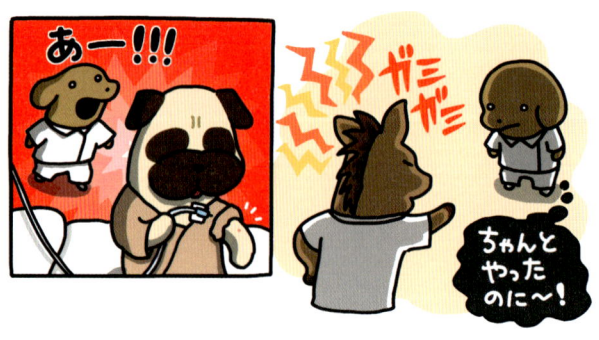

当時の自分に アドバイスするなら

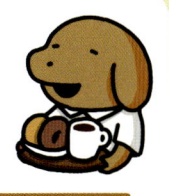

なんでも1人で解決しようとしない、SOS を出す

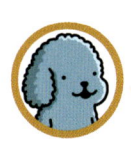

自分の受け持ち患者のことは自分1人でやらなきゃって思いがちだよね。全介助患者の全身清拭だってなんとか1人でやろうとするし、全然大丈夫じゃないのに「大丈夫です」って言っちゃって〜。他人に頼ることを覚えたら効率よく安全に仕事ができるのに、なんでしないんだよ〜。

頼ったら嫌な顔されるかもしれないし、自分の受け持ちのケア終わらせて記録に移りたいってきっとみんな思ってない？

中にはそういう人もいるかもしれない。でもね、1人で無理することで患者の安全性が保障されないのは危ない！もしも誰かが「いいよ、手伝うよ」って言ってくれたのなら、別の機会にはその人の受け持ち患者を手伝うようにしたり、日々周りを見て、大変そうなスタッフには声かけをしたりすると、自分が大変な時にも"なのんさんいつも手を貸してくれるもんね"ってみんな手伝ってくれるんだよ。巡り巡って自分に返ってくるからね。

声をかけてみることがまずは大事なんだね。

時には気持ちの発散も必要

自分のミスとかいつまでも引きずって、落ち込んでしまう。

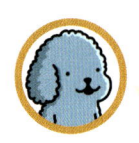

やってしまったな〜とか、その時先輩に言われた言葉とか、結構胸に刺さるけど引きずっても仕方ない！ これに尽きる！
その失敗をどう生かすか、次回は同じ失敗をしないようにするって気持ちも大事だよ。

前を向きたいけど、どうしても向けない時はどうするの？

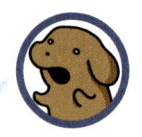

そんな時は、もうこの気持ちや失敗談を誰かに話す。「ねえ聞いてよ、この前さ〜こんな失敗しちゃってさ〜」って軽い口調で！（笑）同じ職場の同期とかなら、人間関係も仕事についてもよく分かっているから、意外と私もこの前同じ失敗した！ とか気持ちの共有ができるし、何より、なんだみんなそうなんだって少し心が楽になるよ。

愚痴大会みたいなものか〜。話してみるのも手だね！

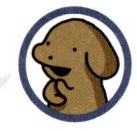

職場に慣れるにはまず人を知ること

仕事に慣れないのもつらいけど、職場環境に慣れることも意外と大変だったりするよね。暗黙の了解で行っていることとか、自分がこの職場の人達となじめるかとか、チーム医療ならではの多職種との関わりもあるからね。

そうなんだよね〜、やっぱり人間関係が難しくて……みんなと仲良くしないとダメだよね。

職場には親身になってくれる先輩もいれば、あまり新人をよく思わない人、こだわりが強い人、本当にいろんな人がいる。これをまず知っておく。全員と仲良くしなきゃなんて思わず、ただの職場の人って意識を持って接すること。干渉しすぎないことも大事。

じゃあ、もし苦手な人がいる時はどうしたらいい？　干渉しすぎないってどうするの？

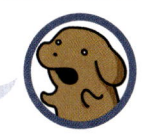

苦手な相手がどんなことをすると機嫌が悪くなるか、周りの人はどんなふうに関わっているかを観察したかな。そしてなるべく関わらないようにしたよ。例えば、自分の私生活のことや仕事に関係ないことをあまりベラベラ話さない！　噂って簡単に広まるから、「なのんさんの私生活はこうらしいよ〜」とか言われると面倒だからね。ストレスは仕事だけで十分（笑）。

休日は自分のこといっぱい甘やかしてあげる

休日だと勉強しなきゃとか、明日から仕事か……って気持ちになりがち。でもなのんは、何より自分が一番大事だから、休日はいっぱい好きなことして、好きなだけ寝て、食べて、えらいえらいをすることが必要だと思うんだ〜。

え！　勉強しなくていいってこと？　大丈夫？　怒られない？

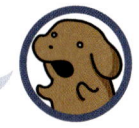

もちろん勉強も大事。でも休日すべてを勉強に捧げる必要は全くない！　明日は明日の風が吹く！　なんとかなる！　って思ってたよ（笑）。

Part 6 もえぴさんの場合

Profile

青森県出身。大学入学を機に関東へ上京。大学卒業後は新生児病棟で半年間勤務し、現在は保育園看護師3年目。看護師を目指したきっかけは、幼い頃からあった漠然とした医療職への憧れと、母の「看護師にもパソコンを打ったりいろいろな仕事があるんだよ」という言葉。看護師って患者さんのお世話をするだけじゃないのか、それならありかもと思い看護学部へ進学。

好きなものは、アイドル、パン屋めぐり、編み物。

Daily Time Schedule

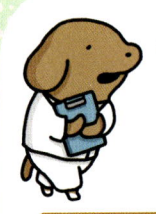

仕事に行きたくない新人看護師の1日

6:50 — ケータイのアラームが鳴る。また1日が始まる……。

7:00 — 毎日同じ朝ごはん。グラノーラとヨーグルトをかきこむ。

7:30 — 今日は雨なのでいつもより早く家を出る。メイクは下地と眉毛だけ。

8:00 — 病院到着。新生児病棟は毎日モニター音と赤ちゃんの泣き声が響いている。今日は平和に終わりますように……。

8:20 — 受け持ち患児の情報収集。呼吸器も点滴もついているし、検査に保護者対応もある。今日は1人で回せないと悟る。

10:50 — 点滴漏れ発見。初めての入れ直しとなり、だいぶ時間がかかった。すべてのスケジュールが狂う。

11:30 — スケジュールが狂い焦っていたため注射の準備を忘れる。リーダーに注意される。

12:30 — 推しの動画を見ながら休憩。午後はバタバタしませんように……。

13:30 — 沐浴指導を終えて戻ると、受け持ち患児が全員泣いている。先輩の目を気にしながら、急いでミルクの用意をする。

14:00 患児がチューブの上に腕を乗せたままであることに気がつかず、跡がついてしまいインシデントとなる。

15:00 カンファレンス。インシデントを起こした同期を先輩が詰めている。自分が詰められているわけではないのにつらい。

15:30 記録を進める。先輩は終わっているのに私はまだ終わらない。

16:00 環境整備ができていないと先輩に小言を言われる。今忙しいからこれが終わったらやろうと思っていたのに……。

16:30 胃残が多く主治医にTEL。気分にムラがある先生なので緊張。

17:00 定時まであと15分。だけどケアが終わらなさそう……。

17:15 優しい先輩がミルクを変わってくれたので、自分の記録を終わらせる。

17:30 先輩を残してしまった申し訳なさと自分のできなさで落ち込む。

18:30 帰宅。お風呂とごはんをささっと終わらせる。

21:00 追われるように勉強をする。参考書を見れば見るほど分からないところが出てくる……。

00:00 布団に入るが、不安や緊張感で眠れない。

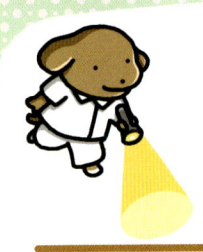

Today's Highlights

本日の
ハイライト

10:50 点滴漏れ発見。初めての入れ直しとなり、だいぶ時間がかかった。すべてのスケジュールが狂う。

ギリギリのスケジュールなのに割り込み業務が多発

　私が病棟勤務で一番苦しんだことがスケジュールの組み立てです。「ある程度経験すると、ケアにかかる時間が分かるようになるから、スケジュール通りに動けるようになる」と先輩から言われていました。しかし、予定は未定。回診は時間通りに来ないし、患児は泣き止まないし、まだまだ手技に時間はかかるし、先輩が捕まらなくてケアが進まないし、予定外の処置やケアが急に入ることもあり、予定通りに進む日は滅多にありませんでした。ところが、同期は1人ですべての業務を終わらせていて、自分の仕事のできなさを実感。結局先輩の手を借りてなんとか1日の業務を終わらせることが多かったです。タイムスケジュールというより、優先順位を決めて目の前のことをとにかくこなしている感覚で、常に時間に追われていました。そして、焦っているから余計にミスをするんです。そういえば、夏休みの宿題も計画を立てて実行することが苦手だったなあ。

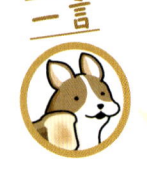

今の
自分からみて
一言

　多分、私は計画を立てて実行することがとても苦手。周りと同じレベルになるのはだいぶ先、もしくは無理。「できない自分」を受け入れて合格点を少し下げてみてもいいかも。

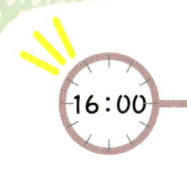

16:00

環境整備ができていないと先輩に小言を言われる。今忙しいからこれが終わったらやろうと思っていたのに……。

新人さん共通の悩みの種？

何だか宿題が終わっていない子どもと親の会話みたいですね（笑）。どうでもいいことや理不尽なことで先輩に小言を言われるのって、新人看護師はもちろん、ほかの職種の方々も経験した人は多いのではないでしょうか……。ケア中に手袋が残り2枚になってしまい、終わったら補充しようと思っていた時に、「物品補充は基本だから。ちゃんとやって」とキレながら言われたこと。患児の引き出しに不要な物品が入っていた時に、「これいる？ 環境整備ができないなら、ケアなんてできるわけないから」と忙しい中延々と言われたこと。"私が入れたんじゃないし、何で入っているかなんて知らないよ。早くオムツ替えたいんだからそんなに長々と詰めないで……"と思いましたが、飲み込みました。

社会人になってつくづく思いますが、世の中には本当にいろいろな人がいます。誰かにイライラしたり、もやもやしたりすると、自分が疲れちゃいますよね。それに、周りが不穏だとその雰囲気でストレスを感じるので、自分がどう振る舞えば周りの人たちの機嫌を損ねないかを考えて関わっていました。人間同士なので合う・合わないはもちろんあるとは思いますが、職場の人間関係は良好なほうが絶対に良いです。

今の自分からみて一言

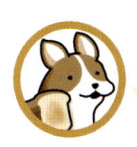

先輩に嫌われない対応をして、それなりの信頼を得ておけばうまく生きていけると思っていた当時の私。それも1つの処世術だと思う。でも、自分が変わればいい、自分が我慢すればいいって、全部自分だけでどうにかしようとしないで。少し自己中心的になっても大丈夫。味方がいなくなることなんてないから。

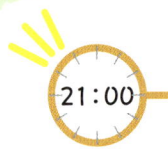 **21:00** 追われるように勉強をする。参考書を見れば見るほど分からないところが出てくる……。

勉強しなきゃいけないという義務感

　私の配属先は自分のペースで勉強するシステムでした。勉強していない状態で新しい疾患を受け持ったり、ケアをしたりすることはできないので、明日の受け持ちを見て事前に勉強する必要がありました。しっかり理解しなければ、患児を危険にさらしてしまうかもしれない。最悪の場合殺してしまうかもしれない。さらに「できない新人と思われたくない」「勉強してないと詰められたくない」そんな思いもありました。だから、家に帰ってからも勉強、休みの日も勉強……。もはや、勉強していないと不安になってしまうほど自分を追い込んでいました。

今の自分からみて一言

　勉強できるのは長所。でも、そんなに自分を追い詰めないで。1年目が完璧に分かるわけがない！ 参考書で学べることには限界があるから、先輩に聞いてみて！ 百聞は一見に如かず！

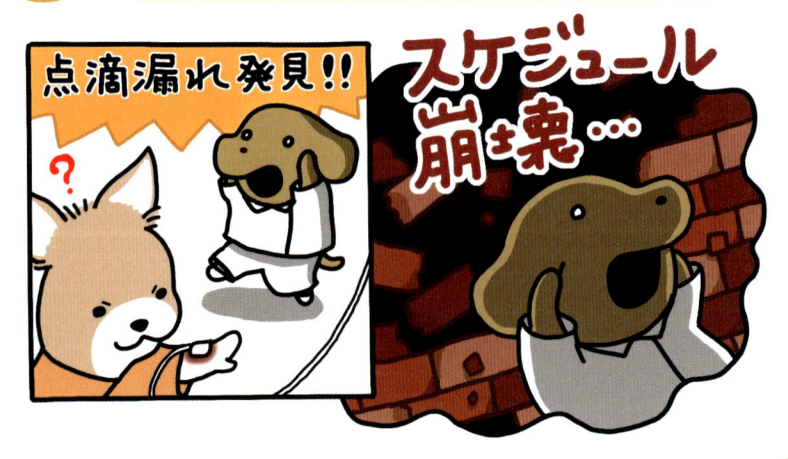

当時の自分に
アドバイスするなら

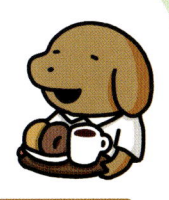

いい子ちゃんはしんどいよ

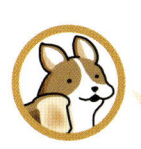

初見の印象で「できる子」って思われると、簡単なミスをしただけで評価が落ちてしまいがち。無理して完璧ないい子の仮面を被るよりも、できないこと、分からないことは正直に言ったほうが楽だよ。

でも先輩に目をつけられたり嫌われたりしたくないから、できる限りは頑張りたい……。

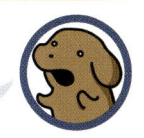

そうだよね。できない子になれということではないの。周りからできる子と思われると、自分は完璧でなくてはいけないとハードルを上げてしまって、結果自分自身を苦しめてしまうことがあるの。できることはできる、できないことはできない。先輩にも自分にも正直に素直になってみよう。

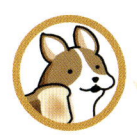

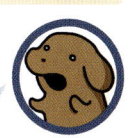

たしかに見栄を張っていたかも……。

本当に味方はいない？

仕事がしんどくなった時、相談もしてみたけど誰も私のことを分かってくれなかった。

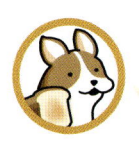

そっか。しんどくなっている時って思考が極端になったり絶対だと決めつけてしまったりすることがあるんだよね。それに、自分自身の本当の気持ちを素直に伝えられているかな？

言われてみれば、自分でも何でもやもやしているのか分からない部分もあって、うまく気持ちを伝えられていないかも……でもうまく言えないの。

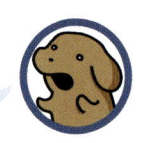

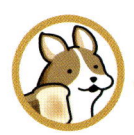

そしたら、自分でもよく分からないってことを伝えてみるといいんじゃない？ 第三者に気持ちの整理を手伝ってもらうことで、悩みの原因が明確になったり、改善策を一緒に考えてくれたりするかも。自分だけで抱え込むんじゃなくて、誰かとゆっくり時間をかけて考えてみて。

そうだね、考えてみるね。

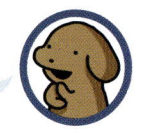

仕事が速くなくても大丈夫

仕事が遅くて悩んでいるんだって？ 大丈夫。だんだん慣れてくれば速くなるし、速くても仕事が正確じゃなきゃ本末転倒だよ。

でも、同期は1人で時間内に業務をこなしているし……。いつまでたってもできる気がしない。

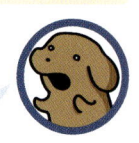

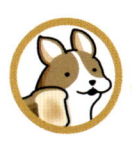

人と比べると自分のできなさに落ち込むよね……。初めのうち
は先輩の業務の組み立て方を真似してみたり、できない部分は
思い切って先輩にお願いしてみたりするのもいいよ。

毎日先輩に手伝ってもらってる。先輩は私のことできない新人
だと思っているのかな。

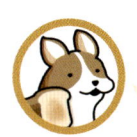

みんな初めはうまくできないものだから大丈夫。仕事が丁寧な
ベテランの先輩も、全然１人で終わらないことあるよ〜って言
ってたよ。患者さんの安全のためにも、丁寧に正確に仕事をこ
なすことを第一に考えよう。仕事の速さはその次に求めよう。

対人援助職のストレス

医療職をはじめとする対人援助職には特有のストレスが生じる
よね。心身ともに健康な状態で仕事に向き合うためには、それ
らに対する上手なストレスコーピング（誰かに相談したりスト
レス解消法を見つけたりすること）が大事だよ。

大学や研修で学んだけど、うまく活用できているかは分からな
いな。そもそもストレスを感じたことがあまりないな……。

もしかしたらストレスを認識できていないのかもしれないね。
定期的に思いを紙に書き出してみるといいかもしれないよ。

part 7

シロさんの場合

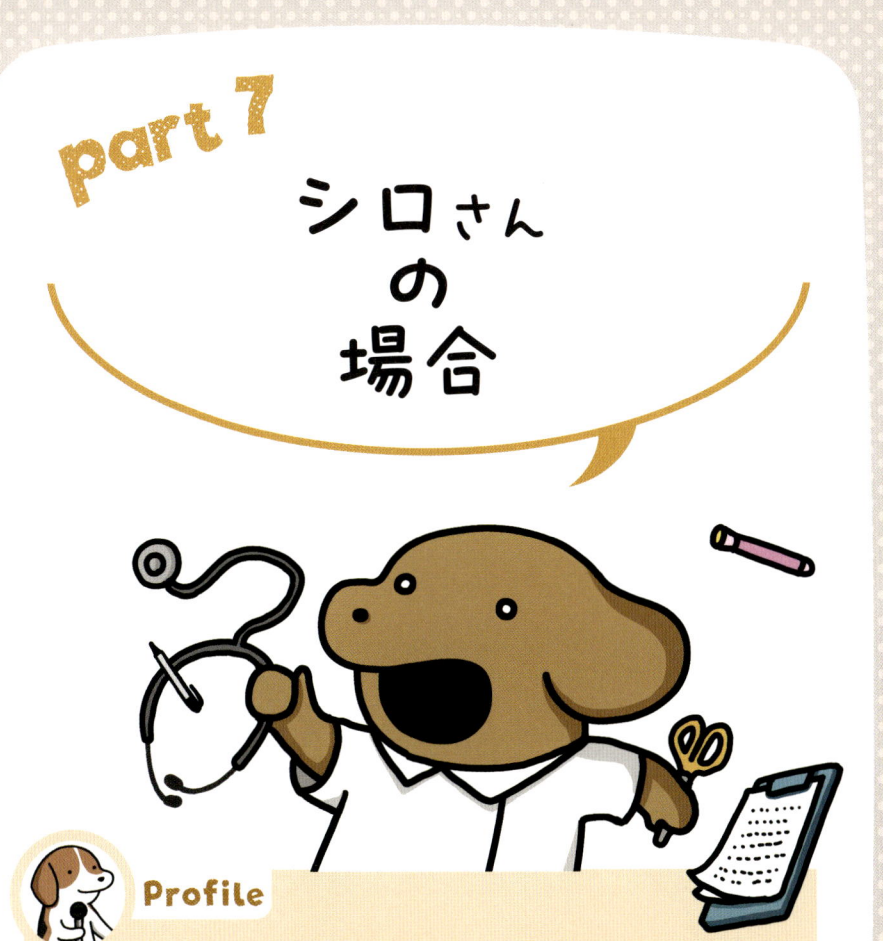

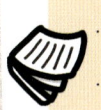

Profile

- 九州在住、回復期3年目看護師。4年制大学卒業後、地元の病院へ就職。24時間受け入れ体制の三次救急病院であり、回復期であるも重症患者を受け持つことも多い。
- 5人家族で3人姉妹の長女。大学生から1人暮らし経験中。
- 趣味はドライブ、読書、音楽鑑賞、カラオケ、旅行。好きな歌手はTWICE（妹とライブ参戦3回）、aiko、緑黄色社会、K-POP。幼少期からピアノ、吹奏楽、オーケストラ、合唱など音楽人生を歩んできた。

Daily Time Schedule

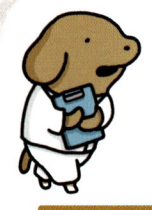

仕事に行きたくない新人看護師の1日

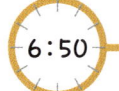
6:50 起床。まだ眠い、仕事行きたくないな。誰が勤務だろう。ごはんは食べなくていいや、まだゆっくりしよう。

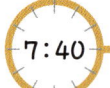
7:40 徒歩で家から出発。職場に向かう足取りが重い。好きな音楽でも聴いてテンション上げよう。

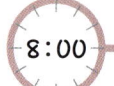
8:00 職場到着。深呼吸して気持ちを落ち着かせる。大丈夫、自分ならできるよ。

8:30 今日は重症部屋だ。やることが多いからスケジュールうまく立てられるか心配。

10:00 熱発している患者。「どう対処したらいいかアセスメントできてる？」と先輩から指摘を受ける。

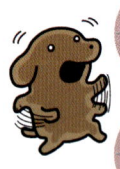
11:00 「いつ申し送りするつもりなの？」とリーダーから聞かれる。まだ全員のバイタルサインも測定できていないよ。

11:30 ネブライザーをかける時間なかった。今からリハビリもあるのにいつしよう。注入も流す時間遅くなる。

12:00 食事介助。患者さんがむせているけどどうしたらいいの。先輩が来て吸引してくれた。「こういう時は早く呼ばないと」と怒られる。

13:00　休憩。昼からもやること多いから心配。記録とか終わるかな。

14:25　今日は気管切開患者さんの入浴の日だ。介護士さんから準備ができていないことについて指摘を受ける。

15:00　カテーテル抜去だ。先輩は忙しそうだし、誰に聞いたらいいだろう。

15:30　患者さんに聞かれたことへの返答ができておらず、クレームを受ける。

16:30　疲れた。あと1時間頑張ろう。人目のないところで一息つく。

17:00　「もっと周りを見て動いてくれない？」と先輩に言われる。血糖測定、インスリン実施。まだ自分のことも終わっていないよ。

18:00　記録を記載し、先輩と1日の振り返りをして退勤。今日も先輩に指摘されることばかりだった。落ち込む。

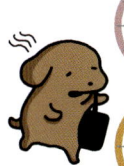

18:30　帰宅後、料理する気力なくコンビニごはん。食事後、うたた寝。

21:00　うたた寝から覚醒。もうこんな時間。早く寝たいけど明日は新しいケアに入るから勉強しないと。疲れて頭に入らず。

1:00　ベッドに向かう。明日も大丈夫かな……、不安だけどとりあえず寝よ。

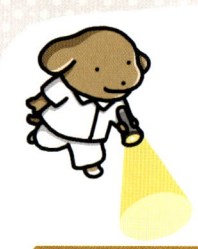

Today's Highlights

本日の
ハイライト

11:30 ネブライザーをかける時間なかった。今からリハビリもあるのにいつしよう。注入も流す時間遅くなる。

スケジュール管理難しすぎる！

　今までアルバイトもしてきたけれど、仕事で時間とやるべきことに常に追われていることはありませんでした。仕事のスケジュール管理をどんな風にすれば良いのか分からず、臨機応変に対応できず、余裕のない毎日でした。患者さんの体調変化による検査、入浴、リハビリ時間など、急な予定変更は毎日起こります。そのたびに頭の中でスケジュールを立て直しますが、うまく整理ができずあたふた。スケジュール調整力も必要な力ってことを思い知らされました。

　「できない」ばかりでは自分が嫌だと、朝にスケジュールを立てて挑むも、患者さんが部屋にいなくて処置や朝のバイタルサインの測定がいつまでたってもできなかったり。その後再度調整しようとするも、ナースコールに対応していたら調整する時間がなくなってしまったり。思い通りにならない出来事をうまくコントロールすることって本当に難しいです。

今の自分からみて一言

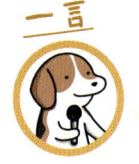

スケジュールの変更は、その都度時間がある時、例えば一息つける休憩前後などに修正するといいよ。先に実施することと時間を記載しておくことで、やるべきことも明確になり焦らなくて済むよ。

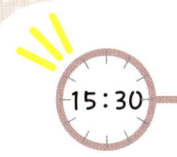

15:30　患者さんに聞かれたことへの返答ができておらず、クレームを受ける。

対応が遅れることによる失敗

　昼食前、患者さんに入浴時間について聞かれるも、返答を忘れてしまっていました。患者さんは、スタッフの状況やほかの患者さんの体調次第で入浴時間が変更になることがあるため、確認したかったようです。午前中は対応しなければならない業務が多く、ほかの患者対応に追われて後回しにしてしまいました。また、聞かれた内容についてほかのスタッフにも情報共有できていませんでした。すると、入浴時間になり患者さんを迎えに行った先輩スタッフから、「入浴時間を聞いておらず、急に迎えに来られたことに患者さんが怒っていた」との報告を受けました。午前中に質問を受けてから随分と時間が経過してしまっていました。

　先輩看護師・管理職と一緒に謝罪をするも、数日間患者さんの怒りは収まらず、ほかのスタッフにも迷惑をかけてしまいました。患者さんの疑問や不安を解消できないと信頼関係の破綻につながってしまいます。そうなれば看護拒否につながり、入院中の医療が適切に提供できません。先輩看護師からも「仕事にちゃんと責任感を持って。患者さんとの関係性が一度崩れると取り戻すのは難しいんだから」と言われてしまいました。

今の自分からみて一言

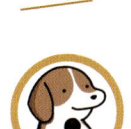

大忙しだから、優先順位を決めて動かなければいけないことが多いよね。業務内容によってすぐに返答できないことはあるし、1人で情報を持つことで1人の責任が重くなってしまうよ。だから、リーダーなどにも情報を共有して責任を分散し、1人で抱え込まないようにしていくことが大事だね。

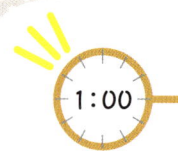

1:00 ベッドに向かう。明日も大丈夫かな……、不安だけどとりあえず寝よ。

就寝前の不安感が悪循環に

　次の日の勤務が心配で、ベッドの上でも出勤してからの悪いイメージが浮かんできたり、先輩に指摘されてしまうのではなど、不安に思っていることについて考えてしまっていました。寝る前に考えすぎて、連日悪夢を見てしまうこともありました。そのため、起きた時に悪夢を見たことの不快感も重なり、出勤の前にさらにマイナスイメージを持ってしまうという悪循環にはまってしまっていました。

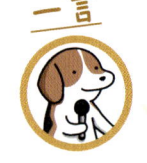
今の自分からみて一言

就寝前には、自分の好きなことをして気を紛らわせるようにしたほうが良いよ。不安の予測をしても起こる確率は低いから、「何とかなる」精神を持つこともメンタル維持には大切！

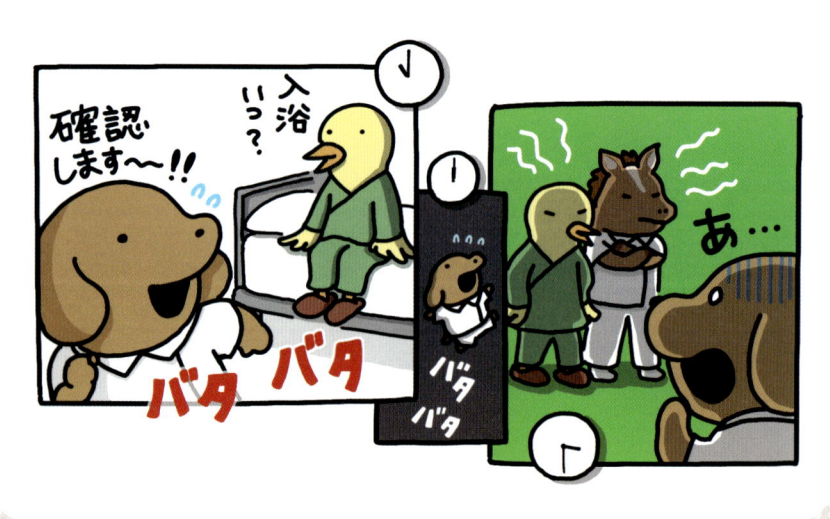

当時の自分に アドバイスするなら

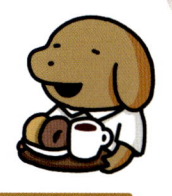

自分の役割を果たせれば満点！

先輩に頼まれたら断れなかったりして、自分の仕事が後回しになっていたことがあったんだよね。自分の担当患者さんを待たせてしまったり。でも、1年目の時ほど自分が担当する仕事を優先することも大事だよ。

先輩に頼まれたら断れないよね。特に1年目だしさ、先輩怖いし……。

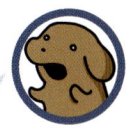

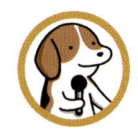

うんうん。でもそれがクレームにつながったり、時間内に必要な処置ができないことがあって、逆に先輩に迷惑かけることになったりするよね。1年目は自分の担当患者が看れていれば満点って言われていたよ。朝の時点でスケジュールを立てること、それから何時に来ますって最初から患者さんと約束していると、先輩にも「今から〇〇があるので、その後なら手伝えます」って言いやすいでしょ。自分の仕事を一番に考えて行動することが大事だよ。

自分のためにも周りのためにも自分優先、大事だね。

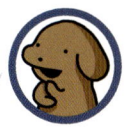

報連相をスピーディーに

先輩たちが忙しそうで、声をかけにくいよ。「今は無理だから後にして」とか「自分で考えて」とか言われたらどうしようって考えちゃう。

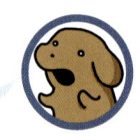

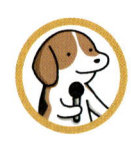

すごく分かるよ。先輩に話しかけるってちょっとした勇気がいるよね。みんな自分の仕事があって余裕のない時があるし。でも何かあった時に責められるのは自分だから、早めに報告するほうが先輩もフォローしやすいよ。

そうだよね。患者さんが急変したり何かあった後では遅いもんね。先輩の助言があるだけで安心できるし。

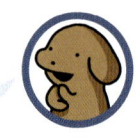

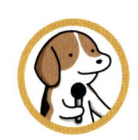

1年目の時、報連相は大事ってずっと言われるよね。それは、自分で異常かどうか判断するには知識も経験もないし、時間もかかるからだね。悩んでいる時間が患者さんの生命に直結することもあるし。報連相をすぐにした時より、遅れた時のほうがたくさん怒られたよ。自分の身を守るためにもちょっと勇気を出して報連相することが大事だよ。

ちょっとの勇気が大事なんだね。分かったよ。

忘れることを視覚的に防ぐ工夫

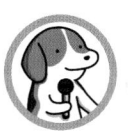

業務が多すぎる上にほかの人に急に話しかけられて自分の仕事を忘れてしまうこと、たくさんあるよね。自分は忘れっぽいから本当に苦労してきたんだよね。

自分も。忘れてしまって怒られることなんて日常茶飯事……。

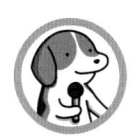

自分の仕事を忘れないように、業務前にやることリストを作成して、それを付箋に書いて電子カルテに貼り付けて動き回っていたよ。終わったらチェックを入れるみたいな感じで使っていたよ。

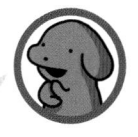

目に見える形にしておくことが大切なんだね。このアドバイスも書いて忘れないようにしよ。

ありがとう。あとは、先輩から受けた助言とか急な患者さんの予定変更などは、言われた時にキーワードだけ記載しておいて、その後落ち着いた1・2分の間にやることリストに記載して、目で見て分かるようにしていたよ。そうしたら、仕事内でのやり忘れは激減したかな。

心の動きは日記に記載して振り返る

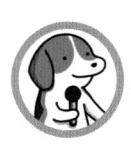

社会人は格段につらいことが多い。特に人間関係の悩みは尽きない。好きな人とだけ人間関係をつくるわけじゃないし。嫌なことがあったりもやもやした時には、すぐに日記帳に書いて頭の整理をしていたよ。

日記か〜。書いたほうが良いっていうのはよく聞くけど、書くの面倒くさいし。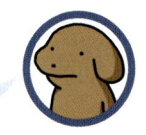

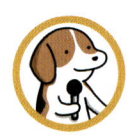 面倒くさいなって最初は私も本当に思ってた。でも、傷ついたことや成長している部分を客観的に見られるから、メンタル維持にもなるよ。

自分のためにやってみようかな。かわいい日記帳買ってくる！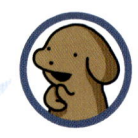

part 8

角谷奏穂さんの場合

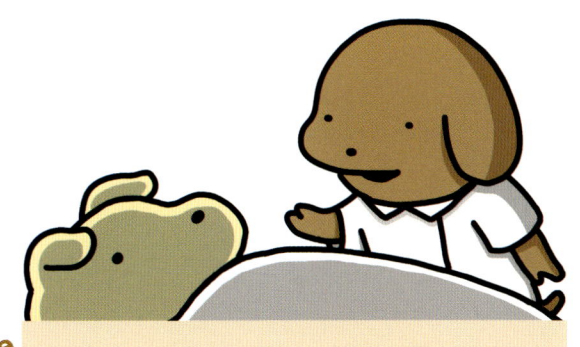

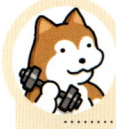 **Profile**

手術っておもしろい！ と思ったのがきっかけで看護師を目指し、大学病院の手術室で4年経験を積む。手術室で働き続けるのは難しいと思ったことと、障がいを持つ人や高齢の方などの看護もできる人になりたいと思ったことから転職。回復期リハビリテーション病院を経てケアプロ在宅医療株式会社（訪問看護ステーション）へ。趣味はバイオリン、筋トレ。新人時代は看護師辞めたいとばかり思っていましたが、今は一生看護師でいるつもりで足腰を鍛えています。

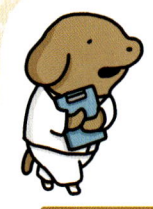

仕事に行きたくない新人看護師の1日

7:10 朝には弱い。ぎりぎりに起床。

7:20 疲れ切った肌をファンデで隠して眉毛だけは描く。

7:45 時間ぎりぎりに家を出て、早歩きで職場に向かう。

7:50 手術室に到着。急いで着替え、ボサボサ髪はキャップで隠す。

8:00 先輩に「今日の目標を……」と言いかけたところで、「準備を先に終わらせて」と言われる。

8:30 先輩に準備が足りているかを確認してほしいけど、イライラしていそうで声をかけられない。

9:00 患者さんが眠った後、先輩から「今日の目標を聞いてない」と言われる。

13:00 そろそろ休憩。でも交替に来る先輩がまた怖い。うまく申し送れる気がしない。

13:10 どうにか昼休憩。2年目の先輩が慰めてくれた。

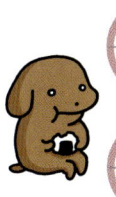

14:10 いつまでこの職場で働くのかという話をしているうちに、束の間の休憩が終わる。

14:30 どうにか病棟申し送りまで終える。先輩に振り返りの依頼だけはしておこう。

14:50 先輩と振り返り。意外と「じゃあ今からやろっか」と普通のテンションで言われ、逆に怖い。

15:00 振り返りという名の懺悔の会。

15:30 明日のスケジュールチェック。初めての術式。そしてフォローの先輩は厳しいと有名な○○さん……。

15:40 術前訪問のため病棟へ。オペ中怖い先生は病棟だと意外と優しい雰囲気。

16:00 術前訪問を終えて明日つくオペの手順書の印刷と、必要物品の準備を済ませておく。

18:00 情報収集と初めての器械の確認をしていたら、あっという間に定時から2時間経っている。

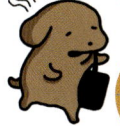

18:30 明日のオペの勉強何時間かかるんだろ……とぼんやり考えながら帰宅。今日は自炊は面倒だからオリジン弁当。

22:00 お風呂のあとちょっと横になったらいつの間にか寝てしまった……。

2:00 解剖もよく分かんないし器械も覚えきれなくて、不安すぎてこんな時間。とりあえず寝よう。

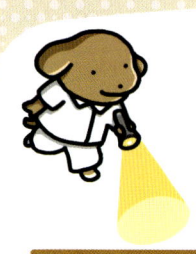

本日の
ハイライト

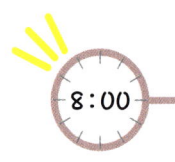

8:00 先輩に「今日の目標を……」と言いかけたところで、「準備を先に終わらせて」と言われる。

先輩に声をかけるタイミングが難しすぎる

コミュニケーションをとりやすい先輩なら、声をかけたらすぐ聞いてくれるのですが、そういうわけにいかない先輩もいますよね。自分なりに先輩の動きをめちゃくちゃ見て、"キリ良さそう"って思った時に声をかけても「今じゃない」みたいに言われることって多々あります。かと思ったら、後から「なんで目標共有しないの？」「全部1人でできるってこと？」と怒られたこともありました。そんなことを言われてさらに萎縮し、頭も真っ白に……。挿管介助もバルーン挿入も自分でうまくできない、先輩に何と質問すればいいか言葉が出てこない、医師にも怒られる、とどんどん悪循環に……。正直あなたのほうが大人なんだから、もうちょっと大人気ある態度とってくれないかなとも思ってました。

今の
自分からみて
一言

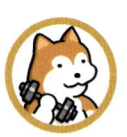

声が小さすぎて聞こえなかっただけなんじゃないかなー？ 10年目になって思うけど、年次が上がるほど仕事が増えるし、先輩たちは時間効率を緻密に考えながら、意外といっぱいいっぱいでやってるのよ。だからといってきつい言い方は良くないけど、先輩も意外と必死なの。

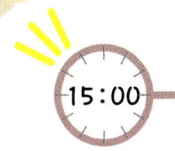

振り返りの時やたら謝ってしまいがち

そもそも目標のすり合わせができずにオペが始まってしまうことも多く、そうすると「今の自分に見合った目標が立てられていない➡目標達成できない➡不足している部分がありすぎる➡振り返りでひたすらできませんでしたと述べる➡先輩からも指摘される➡できなくてすみません……と謝る」という負のループに。いつの間にか "患者さんに看護をする" なんて考えより、先輩に怒られないようにするにはどうしたら……と考えてばかり。そんな中先輩から「私に謝られてもしょうがないんだけど。でも今のレベルじゃ患者さんにいい看護できないよね」とバッサリ言われ、心はぺしゃんこ。ついでに涙も出てくる。社会人になって泣くなんて恥ずかしいと自覚もあるけど、泣かずにはいられませんでした。

今の
自分からみて
一言

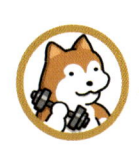

泣けば許されると思うなよ、なんて言う人もいるかもしれないけど、泣きたい時だってあるよね、人間だもの。こういう涙ってパッと見怖い先輩に怒られたから泣いてるって思われがちだし、自分自身でもそう思いがちだけど、実のところは "ちゃんと看護師として一人前になりたい" って思いから出た涙なんじゃないのかな？

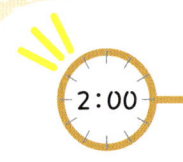

2:00 解剖もよく分かんないし器械も覚えきれなくて、不安すぎてこんな時間。とりあえず寝よう。

覚えきれるわけないのに深夜まで起きて無駄な努力

　大学病院の手術室は毎日いろんな科のオペにつくことになるので、あらゆる部位の解剖を勉強しないといけなかったり、器械の呼び方も科によって違ったりして、覚えることが多すぎました。毎日テスト前の気分。学生なら徹夜してその日さえ乗り越えれば、次の日は眠くてもどうにかなりましたが、仕事だとそういうわけにもいかず……。中途半端な状態で朝を迎え、覚えきれていないことを指摘されて落ち込み、自分はほんとに覚えが悪いんだなぁと思っていました。

今の自分からみて一言

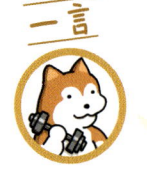

最初から完璧を目指そうとする私の悪いクセ。1回で覚えられたら苦労するわけないよね。そして、覚えきれていないところを伝えるのはフォローする先輩の役割なのよ。勝手に自分で自分を追い込んじゃってた感じね。

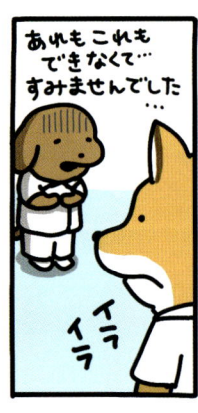

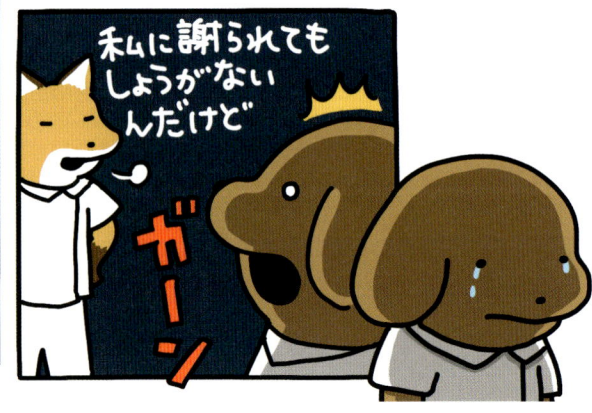

当時の自分に アドバイスするなら

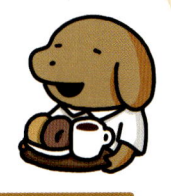

勉強が追いつかない時にやるべきこと

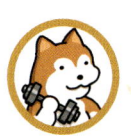

あなたはわりと 0 か 100 かの思考が強かったから、全部分かってないとダメって思ってたし、分からないところがあったら助けてもらうじゃなくて怒られるって思ってたでしょ。

だって実際分からないことがあると「何で勉強してないの？」って怒られたんだもん。

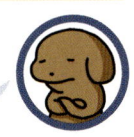

よく聞くフレーズね。でも先輩だって 1 日ですべてを覚えてこられるなんて思ってはないの。ただ、まずココだけは押さえておいてほしいってところは先に勉強してほしいの。どこを押さえるべきかを明確にするために日々の振り返りや擦り合わせをするのよ。そして「何を勉強してきていて、何はまだ曖昧か」を発信することで先輩は何をフォローしたらいいか分かるんだよ。

振り返りをする意味がちょっとわかったかも。

他人のミスが元で指摘された時の考え方

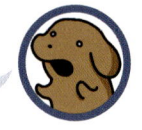

先輩からの申し送り漏れで私が把握できなかった時に、リーダーから「あなたからも確認しなきゃ」って言われたんだけど……。

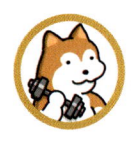

確かにそんなことってあるよね。でも把握しておく必要があるからリーダーさんは指摘してくれたんじゃないかな？

そりゃそうかもしれないけど私が指摘されるのは納得いかない。

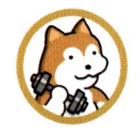

そうだよね。じゃあ何一つ取りこぼしなくできる人や、取りこぼしを見つけた時に優しく事情を聞いて、共感を示してくれたうえで指導できる人に、あなたは数年後になれると思う？ しかも慣れないリーダー業務をしながらね。皆完璧じゃないの。お互いに補い合うから仕事は成り立ってることを理解しておいたほうがいいよ。

確かに先輩は先輩で大変なのは分かった。

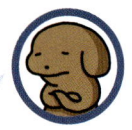

メモ見てばかりで仕事が進まない状態からの脱却

忘れっぽいから何から何までメモしてたわよね。そして自分の記憶が合ってるか不安だからしょっちゅうメモ開いてたわよね。

だって3歩歩けば忘れちゃうからね！ それにちょっと間違えたら先輩にも「メモしたんじゃないの？」って言われるし。

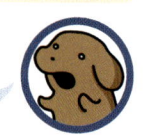

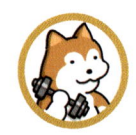

そう言われると思うと、より不安になっちゃうのね。一方で、よく「メモばっかり見て何も進んでないよ！」って注意受けてるでしょ。メモは仕事をスムーズにするためのものだよ。

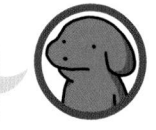

スムーズにできるようになることを急かされても困る！

確かにね。でも " テスト勉強は直前の追い込み派 " のあなたな
ら短期記憶をうまく使えばいいんじゃない？ 例えば物品準備な
ら、メモを見ながら少しずつやるんじゃなくて、「メモを見る➡
メモを閉じて一通り準備する➡確認のためにメモをもう一度見
る➡不足分を補う」とすればスムーズさが身につきやすいよ。

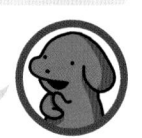

確かに、テスト直前の３分って重要だったなぁ。メモ見ないで
やってみないと覚えられたかも分かんないもんね。やってみる。

生活を整えるのが何よりも先

毎日仕事で疲れてるから「休みの日は積極的にだらだらする！」
って考え方自体はいいと思うんだけど、休みの日に家から一歩
も出ないと、すごく体力が落ちることを最近感じるわ。

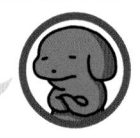

それは単に歳を取ったんじゃなくて？ 毎日寝不足で頑張ってる
から、休みの日はだらけないとやってらんないよ。

１日寝たきりでいると筋力は 3〜5% 落ちるの。仕事の日もほど
ほどに調整できるといいね。活動と休息のバランスは私たちに
とっても重要よ。

part 9

まめこさん
の
場合

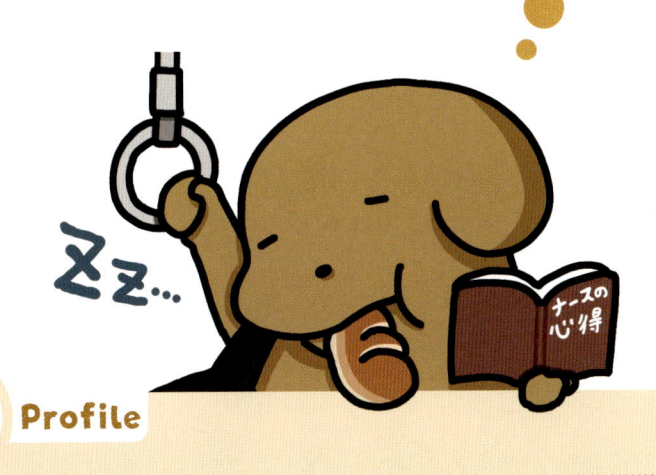

Profile

5年一貫の看護高校在学時、発達障害（ASD：自閉スペクトラム症）の診断を受ける。その後、新卒で看護師にならず農林大学校に入学するも、新型コロナウイルスの流行で休校になったことから、自粛期間中に看護師として働き始める。最初は看護助手業務、週3午前中勤務、看護師免許を持っているが助手時給で働く。自身の発達障害について web 記事や YouTube で発信しているほか、発達障害を持つ人の特性や困難を言語化するプロジェクトのクラファンも開始。現在も小学生から60代までのさまざまな人の言語化のサポート・人生の伴走を行っている。

Daily Time Schedule

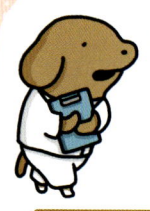

看護師になりたいけど、なれない かもしれない新人の1日

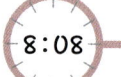
8:08 自転車で病院に到着。駐輪場から病院を見上げる。
「17時まで出られない監獄。ちゃんと最後までいられるかな」

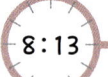
8:13 エレベーターで看護師さんと一緒になると緊張するため、5階まで階段を使う。

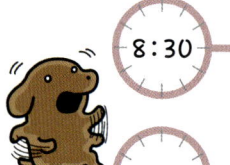
8:30 申し送りが始まるが、耳で情報をキャッチすることが苦手なため、頑張って聞いていてもすべての情報が右から左へと流れていく（聴覚情報処理障害：APD）。

9:20 フリー業務開始。

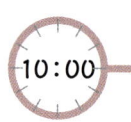
10:00 清掃員の人を見て、先輩看護師が「あの人障害者雇用らしいよ」と言った。障害者だから仕事ができない・遅いというニュアンスの入った言葉だった。私はただ、その言葉を聞き流すことしかできなかった。

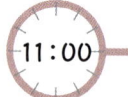
11:00 経管栄養回収。「回収ありがとうね」とみんなから言われるも、どう反応したら良いか分からず感動詞で乗り切る。

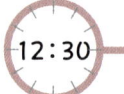
12:30 「休憩に入りなさい」と先輩に言われたので、「患者さんの食事介助が終わるまでやります」と答えると先輩たちに「真面目ね〜」と言われる。

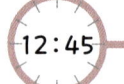
12:45 休憩に入る。先輩たちに話しかけられるため休憩中も緊張する。

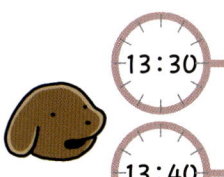

13:30 休憩から出ると「ちゃんと1時間取りなさい」と言われ、どうしたらいいか分からずとりあえずトイレにこもって時間を潰す。

13:40 フリー業務再開。

14:00 「今日何時までいるの？」と聞かれ「17時までいます」と答えると、「17時までいてくれるんだ」と言われる。何もできない私がいようがいまいが戦力外では？ と不思議に思う。

15:30 吸引はできないため、先輩から「座っていて良いよ」と言われる（当初はどういう意味か分からなかった）。

16:30 認知症患者さんに腕をつかまれて触覚過敏によりキャパオーバーに。ナースステーションに行って、水で流して感覚を分散させる。

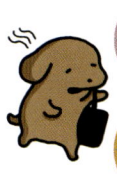

17:00 先輩に「先に帰っていいからね」と言われるが、言葉をそのまま鵜呑みにしていいか迷う。

17:30 コンビニに寄るが、お金を使いたくないのと空腹感が分からないため、店内を一周して何も買わずに出る。

17:40 家に着く。疲れすぎて玄関で座り込む。気づいたら30分経っている。ケータイを触りつつ、さらに30分立ち上がれず、飢餓感で冷蔵庫を開けるが何も入っていない。

18:40 棚にあったチョコレート菓子をかろうじて見つける。立ち上がる気力が出てきたためシャワーを浴びる。

19:30 急性期病院を検索する。転職サイトを毎日のように見る。大学院受験も検討。

20:30 気づいたら、気を失っている。

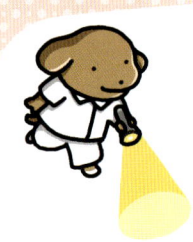

Today's Highlights

本日の
ハイライト

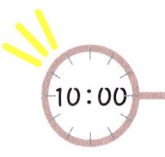

10:00

清掃員の人を見て、先輩看護師が「あの人障害者雇用らしいよ」と言った。障害者だから仕事ができない・遅いというニュアンスの入った言葉だった。私はただ、その言葉を聞き流すことしかできなかった。

先輩の何気ない一言が胸に刺さる

発達障害（ASD）を持っていることを知っているのが看護部長と師長だけだったため、直接指導をしてくれる先輩看護師は、私が障害者手帳を持って生きていることを知りませんでした。だからこそ、こうした発言を私の前でもしたのだと思います。この発言を聞いて、私の変わっているところが徐々に見えてくれば、私もこういうことを言われるのだなと、少し先の自分を見ているようでした。入職したばかりの私は、言われている人を擁護できる立場でもなく、申し訳なくなりました。

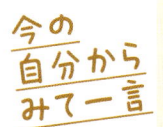

今の
自分から
みて一言

当時の私は次の勤務に出られるかも危うい状態で、半年続けられるなんて思っていませんでした。今の私は二次障害の不安障害と睡眠障害をコントロールするために精神科クリニックに通いながらも、看護師5年目をやっています。こうして続けられたからこそ、今同じ状況になったら「私も俗に言う"障害者"です。でも働けているので、その人がうまく適応して働けるかは環境調整次第だと思うんですよね」と言えるし、「私たちも、"障害者"の人たちが働けるかどうかを左右する人的環境の1つになりうるのだから、できるだけ良い影響を与えられる存在でいたいですよね」とも言えるようになったと思います。それは私が悩みながらも5年目まで働けている現実があるからこそのことだなと感じます。

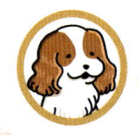

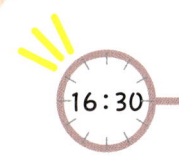

16:30
認知症患者さんに腕をつかまれて触覚過敏によりキャパオーバーに。ナースステーションに行って、水で流して感覚を分散させる。

触覚過敏で認知症看護に苦戦

　看護学生時代、最も苦手だったのが老年看護・認知症看護でした。既往歴や持病が複雑に絡み合い、また人それぞれのライフストーリーがあり、つかみどころがないように思えたからです。

　また発達障害（ASD）の特性の1つに触覚過敏があります。人に触れるのも、触れられるのも苦手です。人に触れられるとその感触が数時間単位で持続するため不快感があり、その感覚を処理するために膨大なエネルギーを要します。患者さんに自分から触れる時は手袋をするので、不快感は少し緩和されていますが、何にも覆われていない腕などに急に触れられると、不快感で息苦しくなります。感覚を麻痺させるために水道水で長々と腕を流している姿は、周りから不思議がられていたと思いますが、特に言及されることはなかったので、そこは救われました。

今の
自分から
みて一言

この4年間を通して高齢の患者さんたちの経過を見る中で、長期的に関わるからこそ、日々の微細な変化が分かり、性格もつかめるようになりました。そしてそれが楽しいなとも。仕事として長期的に向き合うなら、私は老年看護が向いていることを知りました。意外すぎて、びっくりです。

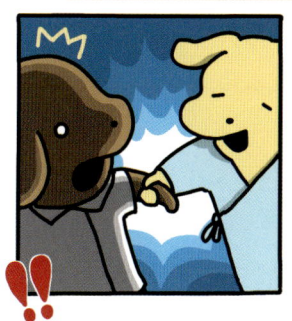

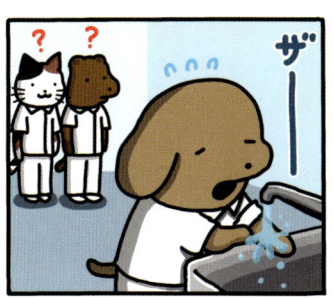

当時の自分に
アドバイスするなら

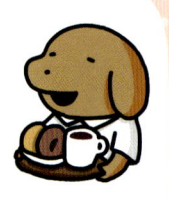

> **カオナシみたいなコミュニケーションでも、**
> **徐々にしゃべれるようになるし大丈夫だよ〜**

　最初は 40 代以上のベテラン看護師ばかりの職場で何を話せばいいのか分からず、「あぁ〜えぇ〜」「ふぇ〜」などの言葉だけでどうにか乗り切りました。不適切な会話をしてしまうのではないかという不安から黙ってしまうので、それを回避するためにとりあえず音を出すことを意識していました。

　そのうえ不器用すぎてアンプルカットで 3 回連続出血し、それからずっと先輩にカットしてもらっていましたし、久しぶりのバルーン交換が心配で後輩についてきてもらおうとしているところを先輩に見つかり、「1 人でできるでしょ、1 人で行ってきなさい〜」と言われたり。不器用で不安症でコミュニケーション下手です。大きいアンプルを安定してカットできるようになったのは 5 年目になってからです。3 年目まではカオナシみたいなコミュニ ケーションしかとれず、同僚の看護師と雑談できるようになったのは 4 年目になってからだし、リハビリのスタッフさんと雑談できるようになったのは 5 年目になってから。人より成長速度は断然遅いです。この本を手に取ってくれているあなたの想像以上に、私はグッダグダなのだろうと思います（笑）。そんな人がこの本が出るころには 6 年目になっているんですよ（続いていたらですが〔笑〕）。

　「何の仕事をしているの？」と聞かれて「看護師です」と答えられるようになったのは 3 年目のころで、それまでは言えなかったんです。非常勤だし、新卒でもなく変なタイミングでキャリアをスタートして、急性

期で働いた経験もなくて、何にも自信がありませんでした。看護師以外の仕事をすることも考えましたが、いろんな仕事をやってみて、意外なことに"看護師がいいな"と思ってしまう自分がいました。先天的に社会的コミュニケーションに困難があるから ASD と診断されているのに、コミュニケーション能力を求められる看護師という仕事を続けていくことも、そもそも看護師になるまでの過程も、途方もなく遠くつらい道のりでした。そしてそのつらさを周りに分かってもらえないという現実が残酷に感じられて、どうしようもない気持ちになることもありました。頑張っていることが評価されないだけでなく、頑張っていないことにされてしまう、そういう時期もありました。でも不思議なことに 5 年目になった今では、風向きが変わり、反対に「すごいね」と言われるのです。ゆるくとも、続けてみるものですね。 あなたが困難を抱えて苦しい状態であるなら、困難への向き合い方は後から評価されると思ってみてはいかがでしょうか。自分だけが自分の歩幅を知っているのだから、その感覚を忘れずに、腐らず自分のペースで 。私は毎日、不安でした。今日は看護師できたけど次回は分からない、という感覚がありました。この感覚が薄れてきたのは 4 年目あたりだったと思います。次回が、1 週間後、1 カ月後、3 カ月後、半年後となり、今は 1 年後は看護師しているのかなと、そういった感覚になりました。

輝かしいキャリアに憧れるけど……

　1 年目の時も 2 年目の時も、"こうして良くしてもらえているのは、入ったばかりだからだ。もう少ししたら周りは時間をかけてもなかなか成長しない私に幻滅するに違いない"と思っていました。これまでの看護師生活を"良い思い出"として 保存したくて、違う病院に行こうとか、違う会社に就職しようとか考えたりもしていました。でも、なんでこんなにみんな優しいのって不思議に思うけど、その不思議な感覚のまま 5 年目になりました。まるで毎日宝くじが当たり続けているような感

じです。

　看護実習の時、看護師さんたちはめちゃくちゃ忙しそうでストレスフルな顔をして、声をかけても無視されたりすることがありました。その世界を見て看護師になったので、自分もこうなっちゃうのかなと不安に思っていたけれど、「なんでこんなに寛容なんだろう」と感じる環境で自分を磨くことができています。

　それにこの職場で私は「おばちゃん力」を身につけました。これは今後生きていく上での糧になったと思っています。0か100かの思考をしがちで、つらいことを外に表出するのが苦手なASDの私。白黒つけるのではなくグレーの状態を面白がったり、無理な時は「ムリー！！」と表現したり、理不尽を笑い飛ばしたり、文句を言ったり、申し送りが井戸端会議ぐらい盛り上がったり、私には全くない要素を持つ人たちに囲まれたことで、私もだいぶ面白い人間になったと思います（笑）。今では業務量が多すぎてメンタルにくる時は「やること多すぎ〜ぴえん〜」とやって、先輩たちに慰めてもらっています（笑）。責任や不安は分散しましょうね、自分のメンタルを守るために。

　今でも急性期で働きたかったなと思います。それは拭えない思いです。でも王道のルートに行けなかったからこそ得たものもあって、つながった縁もあって、今はこの人生も良かったなと思えています。自分では選べなかった選択肢に憧れを持ってしまうのはしょうがないことだと思います。だからこそ自分が選んだ方向で良かったんだと思える思い出を、拾い集めていく必要があるのだと感じています。自分1人では肯定できなかった人生だけど、YouTubeに動画をアップしてコメントをもらったり、今回も執筆の機会をもらえたり、誰かの心にこのエピソードが届くんだなと思うと、自分がくそほどつらかったことも、まぁ良かったんだなと思える気がします。

あなたがどうなりたいか、どんな人でいたいか

「新卒で急性期に就職しないと看護師じゃない」とか「3 年勤めずに転職するのはおかしい」とかいろいろ言われるかもしれません。でも、そう言ってくる人たちって王道の道を歩けた人です。もしあなたが王道ではない道を選ぶのであれば、王道ではない道を選んだ人に話を聞いてください。フィジカルもメンタルも強い人のアドバイスを真正面から聞いてはいけません。

周りは「もう少し頑張れ」と言ってくるかもしれません。でも頑張った先で心身を壊してしまったとしても、誰も責任を取ってくれません。あなたが心身を壊してしまった時に、何事もなかったように消えていったり、聞きたくもないような言葉を投げつけてどこかへ行ってしまったりする人は、あなたに必要のない人です。その人たちの言葉で心を病む必要もありません。

自分に合った場所を探すためには、時間も体力も必要です。でも、あなたがあなたらしく働ける場所は必ずあります。こんなことがあってもいいんだって私自身が驚いている現実なんですけど、人に好かれる努力をしなくても、良い場所で働けることもあるみたいです。「まめこ、看護師」で検索すれば私の SNS にたどり着くと思うので、不安なことがあれば、私に聞きに来てくれても構いませんよ✌1 人で抱え込まないでね！
Good Luck！

part 10

眼科看護師すんさんの場合

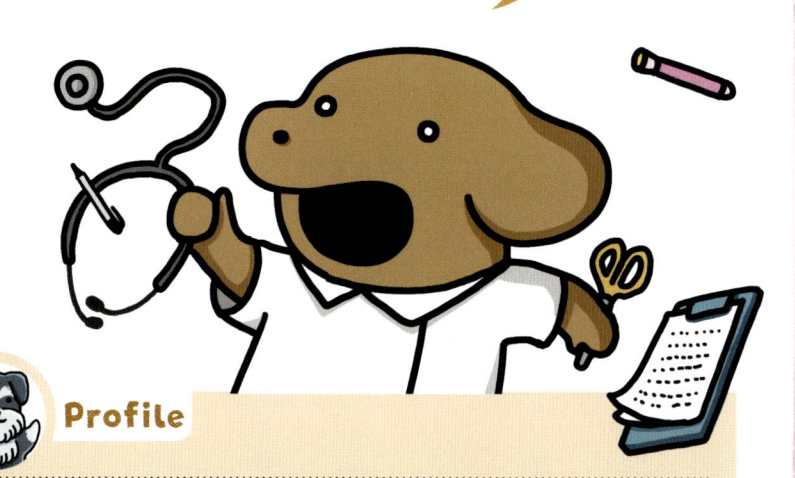

Profile

"眼科看護師すん" としてインスタグラムを始め、3年前からメディアで発信中。独立し株式会社を設立後、医療現場のコンサルティングに従事。相談実績は 2,000 人以上。医師・看護師に限らずあらゆる職種から相談を受け、AI や DX を活用して 1 人 1 人の悩みの解決に寄与している。

【これまで経験してきた領域】手術室看護師／病棟／外来／救急／訪問看護／日本 DMAT／眼科クリニック

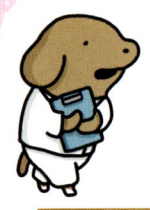

仕事に行きたくない 新人看護師の1日

6:30
めざましが鳴る前に起きる。ヤバい、今日のオペ手技覚えてない。すでに散々怒鳴られる夢を見た。

7:00
TVをつけるけど内容が入ってこない。朝食は味がしない。白いごはんだけを無心で食べている。

7:45
家を出る。寮だから近いが近いのも心休まらない。チャリで行ける距離って遅刻の言い訳ができない。

8:00
病院到着。着替えて今日のオペ担当表を確認。外回りはキレると本気で手がつけられない先輩。恐ろしい。

9:00
怖い先輩に怯えながらもオペの準備！ 眼科の手術は新人が担当する場合が多い。件数も多く、目が回る。

10:50
オペの件数分のディスポメスが出ていない。ヤバい、先輩の顔が真顔になった。あー、まずい雰囲気だ。

11:30
膨大な数の器械の準備が終わり、患者さんの入室まではオペの予習。眼科のオペはスピードが速いから、必死。

12:30
お昼ごはん。午後のオペが気になって味がしない。

13:30
1件目のオペの患者さんが入室。緊張のせいで心臓の音がみんなに聞こえるんじゃないか？ というくらい鳴っている。

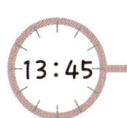

13:45 横になった患者さんのすぐそばに器械を近づけようとした時、足を引っ掛けて大きな音を立ててしまった。その瞬間、執刀医と外回りの先輩に睨まれる。帰りたい。

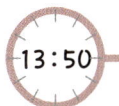

13:50 器械出し（直接介助）をするために手を洗う。頭の中はオペの手順でいっぱい。不安。

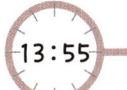

13:55 外回りの先輩にガウンをギューッと結ばれる。え、既に自分何かやらかした？

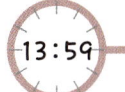

13:59 オペ開始。相変わらずこの音がオペ室内に聞こえるんじゃないかってくらいに心臓が暴れている。

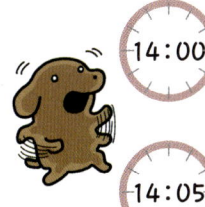

14:00 緊張のあまりメスを渡すところからミスする。違うメスを渡してしまった。執刀医にため息をつかれる。私の心にメスが刺さる。

14:05 初めのミスを立て直そうにも、心と身体が離ればなれになった感覚から戻れない。自分が自分ではない感じ。

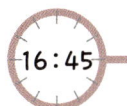

16:45 1件目のオペが終わった後も合計10件あったが、自分がどうオペ介助していたかもはや覚えていない。
怖い先輩の顔を見る余裕もなかった。

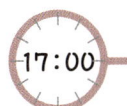

17:00 すべてのオペが無事終わった。先輩の表情は……笑顔。このパターンは一番ヤバい。先輩は決して心穏やかではない。そう、お説教と居残り確定。

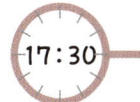

17:30 先輩のありがたいお言葉のあと、オペ動画と手順書の見直しを一通り終える。明日もオペがあるので時間をかけていられない。

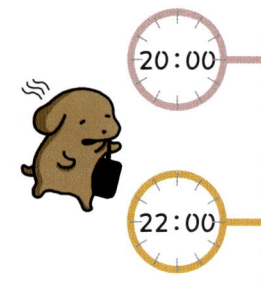

20:00 明日は初めてつく整形のオペだと気づく。術式を見ても頭に入ってこない。オペの手順書と睨めっこが始まる。さっきまで眼科で頭パンクしてたのに……。

22:00 やっと病院を出る。空腹の胃に牛丼の大盛りを流し込む。誰もいない寮の部屋に帰宅し、横になったら最後。くだらないエンタメ動画を見ながら気づいたら寝落ち。

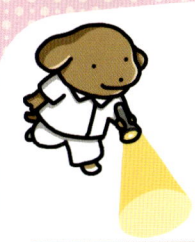

Today's Highlights

本日の
ハイライト

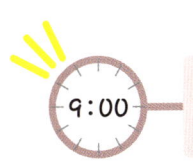

9:00 怖い先輩に怯えながらもオペの準備！ 眼科の手術は新人が担当する場合が多い。件数も多く、目が回る。

人間関係と仕事全体を見る力が養われていない時期

　自分のことで手一杯なのに、苦手な人との関わり方まで分かりませんでした。怖い人と関わる時にうまく話題を振れたり、怖いと思わずに接することができるようになるには、人間関係の経験値を上げることが必要不可欠ですが、社会人になってすぐの人全員にその能力があるとはいえません。"怖い"と思うことも、自分の心の感じ方として事実なので、その思いをノートに文字化したり、言語化できていたりしたら、もっと早く"怖い"という気持ちを和らげることができていたのかもしれません。

　職場の環境に不慣れだったり、業務全体が見えないうちは、いかに自分の心と身体の余裕をつくっておけるかが大事。病院に行くだけで心のゲージはすり減っていく。新人のうちは1日を過ごすだけでギリギリ。むしろ、倒れずに毎日勤務を続けていられたら、それだけで拍手をあげたい。

今の自分からみて一言

　必要以上に恐れる必要はない。誰もできない仕事は振られないよ。今の自分ができること、やれることを明確に把握して、そのことを伝えられるだけで、実は十分にことがうまく回る。それが医療におけるチームワーク。

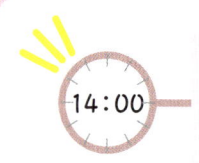

14:00 緊張のあまりメスを渡すところからミスする。違うメスを渡してしまった。執刀医にため息をつかれる。私の心にメスが刺さる。

緊張は当然起きるもの。そこでどうするか。

　メスの渡し間違いというヒューマンエラー。たくさんのオペ器械がある中、なぜその器械を出してしまったか、当時の環境や心理的状況を考えるとその理由が見えてくるのです。私自身、幼少期から今に至るまで、心が強くありませんでした。大事なシーンの前では余計な心配事をしたり、不安に押しつぶされて心の準備すらできないまま時間が過ぎてしまうことのほうが多かったです。当時の自分が以下の３つを分かっていたらよかったのかなと思います。

①学生時代のように手順書をただ丸暗記しただけでは、緊張で容易に暗記内容が飛んでしまう。なぜその手順・方法なのか、料理のレシピのように理屈に納得しながら読めるようになると良い。

②緊張は当然起きるものと心得る。そこまでの準備が結果の９割を決める。準備をしっかり行うことで緊張のほとんどは限りなく小さくなる。

③自分ができることの限界を知る。できないことはできないと割り切ることも実は大事な考え。

今の自分からみて一言

人によく見られようとするチカラが働いてしまっていたので、人一倍進みづらい道を自然と辿っていたのかもしれません。"できない"を把握し、"できる"を少しずつ増やせるだけで素晴らしいことなのだと、当時の自分に伝えてあげたいですね。

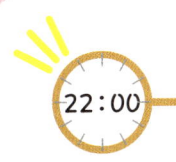
22:00

やっと病院を出る。空腹の胃に牛丼の大盛りを流し込む。誰もいない寮の部屋に帰宅し、横になったら最後。くだらないエンタメ動画を見ながら気づいたら寝落ち。

暴飲暴食・だらだら過ごすのはカラダの正常な反応

　今の私が当時の自分に「ドカ食いしたり、だらけて過ごすのはやめなさい！」と伝えるのは簡単。しかし、この考えは本当に正しいのでしょうか？ 暴飲暴食したのは、時間がない中、簡単でおいしく早く食べられるものを選ぼうと思ったからかもしれません。エンタメ動画を見たのは、脳が疲弊した分、その反動で脳での思考を止めようとしていただけかもしれません。だからそれらをやめたとすると、別のもっと酷な方法で欲求を満たそうとするかもしれないリスクが潜んでいるのです。

今の自分からみて一言

病院勤務の時は"ごはんがおいしい！""息抜きしている！"などと、五感をしっかり使ってOFFを体感する機会が限りなく少なかったかもしれません。燃え尽き症候群の人は頑張るチカラは強いけど、この息抜きのインターバルがほとんどなかったりする可能性があるので、要注意。

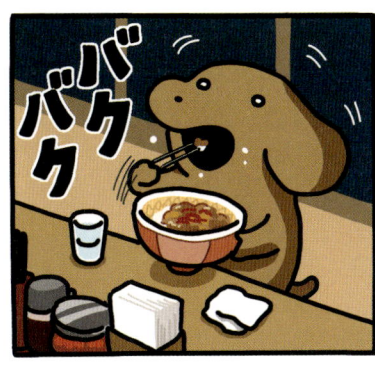

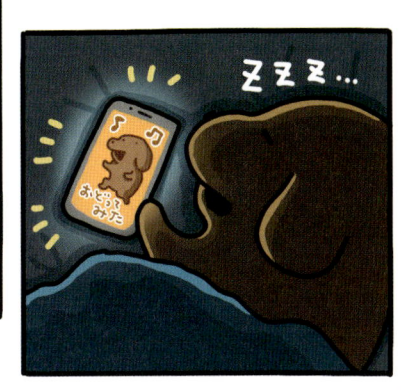

当時の自分に アドバイスするなら

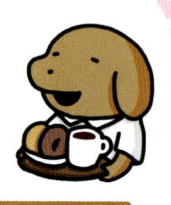

苦手な先輩とうまく過ごす方法

苦手な先輩、めちゃくちゃ怖くない？ 今でも職場では会いたくないかも。本当によく耐え忍んだよ。褒め称えたい。

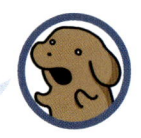

……本当に、逃げたかった。でも何か良い方法があるの？ 苦手な先輩が苦手じゃなくなる裏ワザ的な。

そうだね。今すぐ完全に解決するわけではないけど、少しずつ心が強くなるおまじないを教えるよ！ それは、苦手を"可視化"させることだよ。苦手というのは自分が抱く感情だから、なぜそう思ったか文字にしてみよう。「苦手＝怒鳴る＋声が大きい＋表情が固い」みたいに、さまざまな要因が重なって感じているんだ。可視化すると、漠然とした苦手を具体的に把握できるから、恐怖が少し和らぐんだ。**認知行動療法**の1つだから効果は高いよ！

なるほど……まずできるところから意識してみる！

オペに緊張するのは当たり前！ さぁ どう乗り越える？

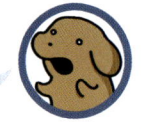

あわわわ……オペが始まるー！ この緊張感、本当イヤだー！

分かるよ。今でも結構緊張することはあるけど、緊張している自分を上から見ているような感覚をイメージしてみるのが良いと思うよ。

……え？ それ意味あるの？ そんな余裕あるわけないんですけど。
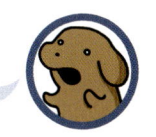

確かに。私も最初に人から教えてもらった時は意味が分からなかった。
これは"冷静になる"ために大事なことで、今置かれている状況を俯瞰的に見ることができるようになるんだ。最初はできなくていいから、試しにやってみて。これが自然にできるようになると、どんな状況でも大抵は緊張を限りなく減らせるよ！

うーん、騙されたと思ってやってみるか。
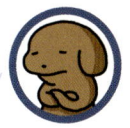

オペの手順が覚えられない！どうしたらいい？

そもそも自信を持ってオペに入れているかい？オペの手順、内容をちゃんと覚えているかい？

……オペに関する記憶力、壊滅的なんだよね。オペ看向いていないって思うくらいに。
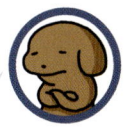

なるほどね。新人さんの多くはオペ自体の流れを理解できていないと思うんだ。そういう時は逆算的に、何の病気をどのように治療しているのかというゴールから考えると理解しやすいよ。

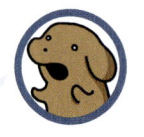

逆算的？ 初めから最後まで1つずつ順番に覚えるのではなく？

そうそう。何を目的としてオペをするのか、ゴールを考えると良いんだ。例えば白内障の手術で水晶体を眼内レンズに入れ替えるためには、水晶体までオペ器械が届かなければならない。だからメスで表面を切る必要がある、といった感じだね。

自分の欲求とうまく付き合う方法

最後に"これができると人生が楽になる"ということを伝えるね。それは、自分の欲求を素直に認めてあげること。苦手意識も、暴飲暴食したりダラダラ過ごすことも、全部自分の心から発信されているものなんだ。だから、自分の心の声に逆らうことなく、素直に認めてあげることで、人生が楽になると思うんだ。

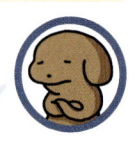

素直に認めてあげる……意外と難しそう。罪悪感に押しつぶされそうだね。

そうだよね。ただ何も考えない、あきらめるのではないことが大事だよ。自分を認めることで、自分を想像以上にコントロールしやすくなるんだ。なぜかというと、自分がここぞという時に、心も体も一貫してとりかかることができるからね。今の自分がそうだから、試してみるといいよ。

part 11 名もなき看護師さんの場合

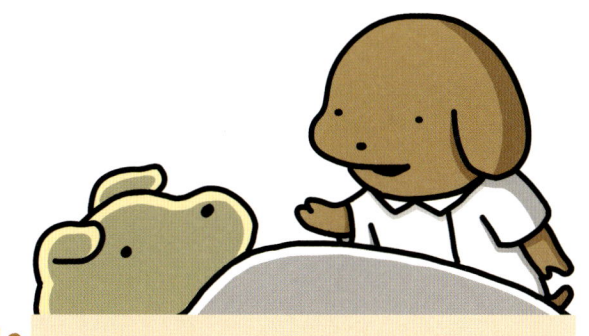

Profile

急性期の総合病院に8年間勤務し退職。退職後にバーンアウト症候群だったことに気づく。退職後は派遣看護師を経験。投資に興味があり、少額だが新 NISA 積み立て中。

趣味は寝ること、食べること。note で記事を掲載中だが、現在はあまり更新できていない。

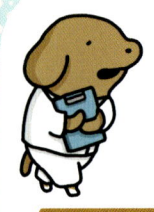

仕事に行きたくない 新人看護師の 1 日

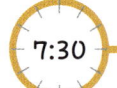

7:30

起床。スマホのアラームを 5 重にかけていないと起きられない。シャワーを浴びる。朝ごはんも食べないまま家を出る。

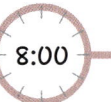

8:00

病棟着。情報収集。今日ペアを組む先輩看護師を確認して絶望。いじめてくる先輩だ……吐き気をもよおす。8 時 30 分から申し送り。

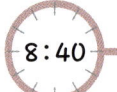

8:40

"残っている"食事介助、下膳、口腔ケアを行う（夜勤者だけでは到底終わらせられない業務量）。

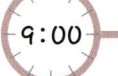

9:00

おむつ交換、陰部洗浄。長い時は 11 時までかかる。

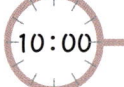

10:00

点滴チェック、実施、確認と点滴作成だけで数十分。そして何人も点滴が漏れている。仕事が進まない。

11:00

やっとバイタルサインを測定するも、受け持ち患者さんの転倒リスクが高く、見守りながらなのでなかなか前に進まない。

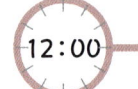

12:00

患者さんの食事がきているけど、血糖測定もインスリン注射も終わっていない。食事介助が多すぎる。

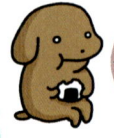

13:00

食事休憩。病棟から少し離れたところのトイレで泣いている。自分の出来の悪さに絶望。

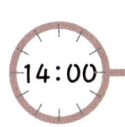 **14:00** 臨時検温。熱が出たことを先生に報告したら、採血、培養全部（血液培養、尿培養、痰培養）との指示。終わった。

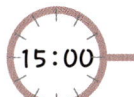 **15:00** またおむつ交換。そして点滴を実施しようとしたら漏れている。ルート確保が難しい患者さんなのに。

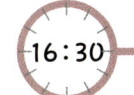 **16:30** もう少しで定時だというのに緊急入院。入院やること多すぎ……残業決定。

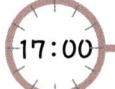 **17:00** 本来は定時の時間だが帰れない。新人は残業つけられないという謎のルールでサービス残業。

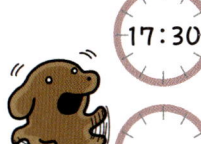 **17:30** 準夜勤の先輩から患者さんのことについて詰められる。すぐに答えられずにあたふた。

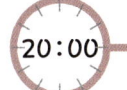 **18:00** 電子カルテへの記録、入院処理、内服セット、明日退院予定の患者さんの準備。帰れる気がしない。

20:00 なんとか業務終了、帰宅。

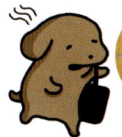 **21:00** コンビニで夕飯を買い、家に着いて食べてすぐ横になる。テレビ見たりスマホ見たり生産性のない時間を過ごす。

23:00 勉強しないと、と思いはするが身体が動かない。やる気もない。

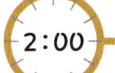 **2:00** 眠りたいがストレスで眠れない。何回も中途覚醒。

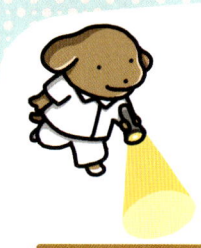

本日の
ハイライト

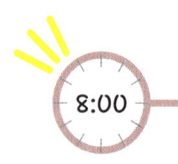

8:00 病棟着。情報収集。今日ペアを組む先輩看護師を確認して絶望。いじめてくる先輩だ……吐き気をもよおす。8時30分から申し送り。

朝の時間が憂鬱、情報収集が終わらない……

ただでさえ情報収集が苦手なのに、いじめてくる先輩がペアだと余計に萎縮してしまい、いつもはできることもできなくなっていました。今考えればパワハラだったなと……。前残業は禁止でしたが、そうしないと情報が取れないし、勤務時間中に情報収集の時間を設けてくれるわけでもないので、まさに"無理ゲー"でした。情報収集しても略語も分からないし、疾患についても何に注意すればいいかが分からないし、分からないことだらけでした。またあとから気づいたことですが、そもそも先輩が教えてくれた情報収集のやり方にも抜けが多くありました。

受け持ちが8人だとすると、1人あたり3分ちょっとしか時間がかけられず、それも難しかったです。少ない時間のなかでは何から情報を取ればいいか分からなくなるし、時間が迫ってくることで余計に焦ってしまい、負のループにはまっていました。

今の自分からみて一言

1年目の初めは本当につらかった。それを乗り越えられただけでもすごい！看護と業務という2つのことを覚えようとするだけでいっぱいいっぱい。それを乗り越えられただけでもえらい。

 **14:00** 臨時検温。熱が出たことを先生に報告したら、採血、培養全部（血液培養、尿培養、痰培養）との指示。終わった。

一番嫌な発熱後の検査たち

医師に発熱を報告すると、かなりの確率で採血や血液培養、痰培養、尿培養、X線、CTなどいろいろな検査が入ります（抗菌薬の注射をしていない患者さんは特に）。朝のバイタルサイン測定時に微熱があり、先生に報告しようか迷って結局報告せず、午後や勤務終了間際に発熱して、検査であたふたしたことが何度あったことか……。

医師に報告した場合、指示がすぐに入るわけではなく、1〜2時間指示が入らないことも稀ではありませんでした。通常の採血もままならないのに、血液培養は違う部位から2セット採取しなければならないので、新人看護師のうちは本当に血液培養が嫌でした。

通常業務だけでも手いっぱいなのに、検査が入ると余計にパニクってしまうんですよね。先輩たちにもすぐに頼れなくて、時間が経った後にお願いしてさらに怒られるという悪循環。発熱後の検査、本当に嫌だったな……。

 今の自分からみて一言

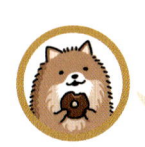

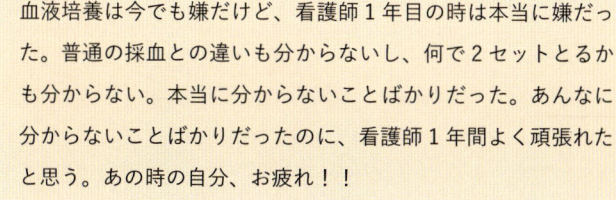 血液培養は今でも嫌だけど、看護師1年目の時は本当に嫌だった。普通の採血との違いも分からないし、何で2セットとるかも分からない。本当に分からないことばかりだった。あんなに分からないことばかりだったのに、看護師1年間よく頑張れたと思う。あの時の自分、お疲れ！！

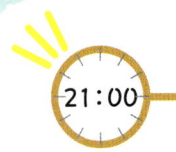

21:00 コンビニで夕飯を買い、家に着いて食べてすぐ横になる。テレビ見たりスマホ見たり生産性のない時間を過ごす。

仕事終わりは何も考えられなくなる

　仕事で全力を出しているから、仕事が終わった後は何にも考えることができなくて、コンビニで弁当を買ったり、お菓子を買ったり……。家に帰ったらすぐに横になったりして、とても無駄なことをしていました。規則正しい生活、食生活が大事だと分かっていても実践することは難しかったんですよね。

　テレビもスマホも仕事に関係ないし、特に見たいわけでもないのダラダラと見ることが習慣になってしまっていました。運動とか身体を動かすこともできなくて、休みの日も寝てばかりいましたね。

今の自分からみて一言

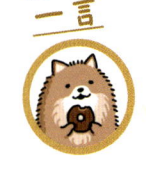

あの時は本当に自堕落な生活だったな。今思えばセルフネグレクトに近い生活を送っていたと思う。そのままの生活を続けていたら、看護する側じゃなくてされる側になってただろうな。

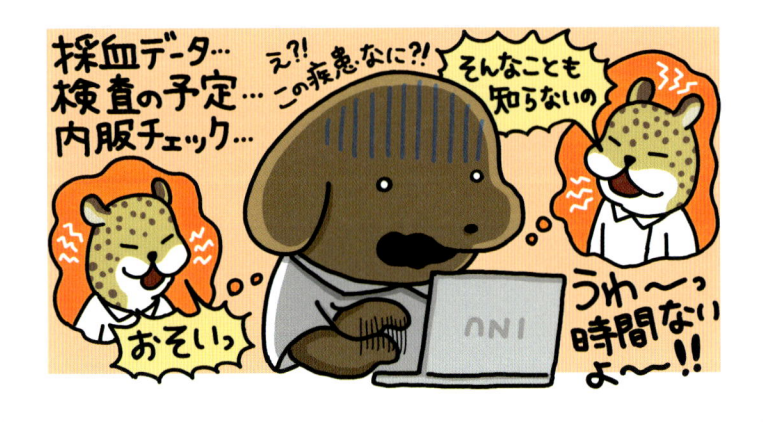

当時の自分に
アドバイスするなら

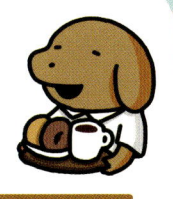

情報収集のコツ

情報収集は何が優先度が高いかを考えてやっていくことが大切。初めはできないけど、先輩に指摘されたところは次から直していくことを心がけてみて。

そんなの分かっているけど、実践できない、何の情報を取ったかも忘れている。

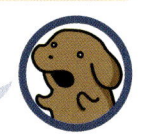

確かに、何の情報を取ったか分からなくなるよね。チェックリストを作って、それを参考に情報収集をすると抜けも少なくなるし効率も上がると思うよ（チェックリストはコピーして何度も使えるようにすると良いよ）。朝の限られた時間、少しも無駄にしたくないからね。それに指摘されたことをチェックリストに足していけば抜けも少なくなると思うよ。

分かった、やってみる。朝の少ない時間で情報収集するには何か工夫が必要なんだね。

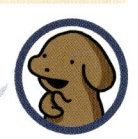

仕事を早く終わらせるには

仕事が全然終わらない、早く終わらせて帰りたいよ。

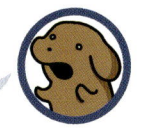

117

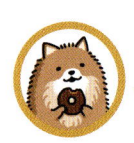

仕事を早く終わらせようと思っていても難しいよね。結局受け持ちの患者さんの重症度や検査の有無なんかで仕事が早く終わるかどうかは決まってくるし、早く終わらせることを考えすぎると仕事も雑になってしまうから、やめたほうがいいかもね。

そうなんだ。早く終わらせることだけを考えていたけど、結局は日によるんだね。地道に頑張るよ。

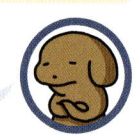

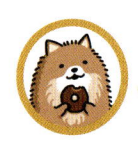

1年目はなにかと覚えることが多いし、看護技術以外の電子カルテでの事務作業なんかも多いから、どうしても帰るのは遅くなるかもね。でも少しずつできることも増えていくから、地道に頑張っていれば、年数が経つにつれて早く帰れるようになるはずだから、もう少し頑張ってみて。

分かった。急がば回れってことだね。

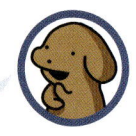

採血、ルート確保について

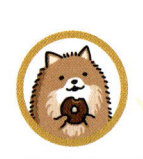

採血やルート確保は看護師1年目でぶち当たる壁だよね。看護学校でもほとんど教えてくれることがないのに、看護師になった途端に主な業務の1つになるの、謎だよね。練習もするけどさ……。

最初はデモの腕でやったり、新人同士で練習したり、先輩の腕でやったりするけど、結局患者さんにやるのとは全然違う。難しい……。

そうだね。練習しても、実際に行う患者さんは高齢者だったりして、全然違うよね。自分以外の受け持ち患者さんに検査の指示が出た時に、積極的に手伝うことも上達の1つだよ。

結局、自分の業務で手いっぱいだから、ほかの人を手伝う余裕なんかないよ……。

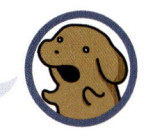

そうだね。自分の業務でいっぱいいっぱいだよね。でも結局数をこなすことが上達のための1つの方法だから、なるべく数をこなせるようにできたらいいね。今は本やネットなんかでも上達の方法が紹介されているから、そういうのも参考にしつつ、実践できる回数を重ねていくのがいいかもしれないね。

自分を責めすぎない

命を預かる仕事だから、どうしても病院にいるときは気が張っているぶん、仕事が終わると気がゆるんで、どうでもよくなってしまうよね。"意思の力"を仕事で使い果たして、私生活では正しいほうの選択ができなくなっているんだよ。

そうなんだ。てっきり自分がダメでだらしないからそうなっていると思ってたけど、少し気が楽になったよ。

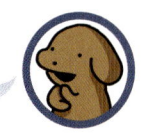

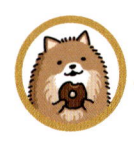

だから自分を責めすぎないで、小さなことからやっていけばいいと思うよ。君はダメ人間なんかじゃない。むしろ仕事を頑張った証なんだよ。

namakemonoさん の 場合

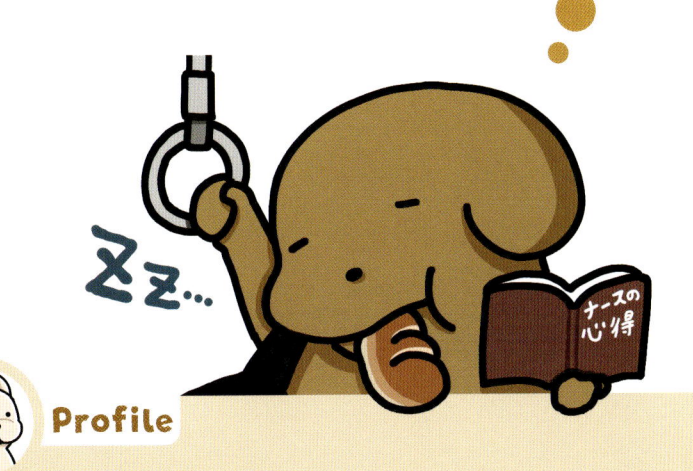

Profile

地方の看護学校を卒業後、奨学金返済のため実習先の総合病院に就職するも2年で逃避。奨学金は自力で返済し、ずっと憧れだった東京へ。地方には少ない美容外科クリニックや派遣看護師としてさまざまな職場を経験。2020年〜新型コロナウイルス蔓延時は臨時の発熱・受診相談コールセンターで勤務し、ちょっぴり社会貢献する。忍耐力低め、ほど良い手抜きが得意。非常になまけた看護師。

Daily Time Schedule

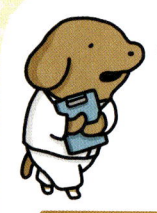

仕事に行きたくない新人看護師の1日

6:30	スマホのアラームで起床。最低2回は必ずスヌーズを押す。
6:45	朝の情報番組を見ながらノロノロ支度。
7:00	朝ごはんは家で食べられず。途中コンビニに寄り、車内でプロテインバーを食べる。
7:20	病院の駐車場へ到着。出勤するのが嫌すぎて車内で1人ぐずる。
7:45	カルテから情報収集。午前中にある点滴など処置の準備。抜け漏れがないかソワソワ落ち着かない。
9:45	オペ患者さんのルートが取れず1人焦る。回診の時間も迫り、さらにテンパる。
10:30	回診終了後、苦手なリーダーナースから優先順位について注意あり。自分では計画できていたつもり。
11:30	お昼休憩。狭すぎる休憩室で先輩に気を遣う、居心地の悪い時間。
12:30	先輩たちが非常に忙しそうだったので、1人立ちしていない処置を仕方なく1人で行ってしまう。即バレて怒られる。

12:30　先輩たちが非常に忙しそうだったので、1人立ちしていない処置を仕方なく1人で行ってしまう。即バレて怒られる。

その仕事は誰のためを思って行うものなのか

　1年目の試練である、看護技術の手技チェック。私たち看護師が行う仕事は、些細なミス1つが患者さんの命に関わることもあります。そのため1年目看護師は、プリセプターや先輩たちからの許可なしに、勝手に処置を行うことはできません。ですが、私は元来臆病者なので、忙しい時間帯や苦手な先輩との勤務では、都合が悪いと自分勝手な理由で先輩たちのチェックからこっそり逃れようと姑息になることも……。そして怒られたら仕事がつらいと愚痴って落ち込む。そんな自分勝手な行動で万が一ミスを招いた時、本当につらいのは自分ではありません。私たちが仕事でミスをした時、一番に迷惑をかけてしまうのは先輩でも医師でもなく、"患者さん"です。1年目の私はとにかく仕事を覚えて慣れるためだけに精一杯で、その処置は誰のためを思って行うべきなのか、大切なことを全く意識できていませんでした。

今の自分からみて一言

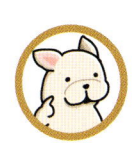

看護師にとっては患者さん、ほかの職業ではお客さんや取引先、生徒、市民・国民のため、どの職業も必ず誰かのためを思って行うのが仕事。社会人1年目からこれを意識できる人は少ないと思う。でも一番に誰を思って行動すべきか分かっていたら、自分の仕事にもう少し責任感が持てたよね。

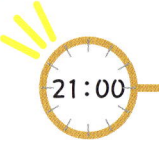

21:00 テレビを見ながらだらだら夕食。ストレスで食欲が止まらず、今日買ったお菓子はすぐなくなる。

帰宅後のダラけきった自分に嫌気がさす

　連勤終わりや苦手な先輩との勤務が終わったその日の夜、残ったエネルギーはもうわずか。帰宅後に何か趣味を楽しんだり、丁寧に家事をする余裕などは皆無です。手のかからないごはんを用意（大体はスーパーで半額になっていたお惣菜）、それをテレビの前でダラダラと時間を無駄に使って食べるだけ。味わうこともせず、テレビを見ながらもその日ミスしたことや怒られたことを頭の中で繰り返し思い出しては後悔し、気づいたらご飯はなくなる。食べた気がしないと満足できず、ついつい食べ過ぎてしまうなんてことが日常茶飯事でした。そして当時の私は今よりもっと完璧主義で、そんなダラけてしまう自分が許せずにいました。

今の自分からみて一言

　外では仕事のストレスを受け、家では自分で自分に厳しくストレスを与えている悲惨な状態……！ それでも当時は1人暮らしだったので、どんなに疲れていても最低限の家事はこなしていました。今思えばそれだけで十分立派だったなぁと、当時の自分を全力で褒めちぎりたい。

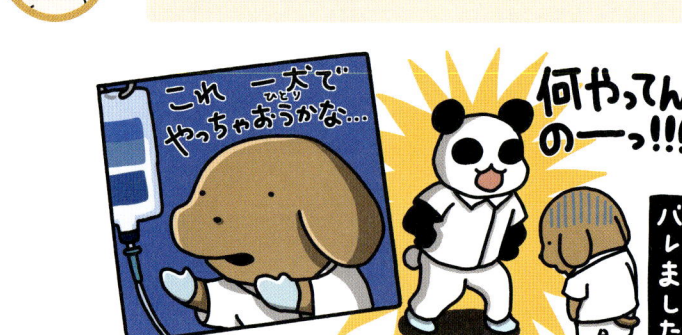

当時の自分に アドバイスするなら

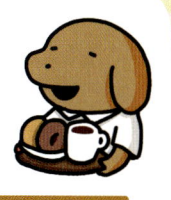

知識や技術の完璧さより、まずは優先順位を確実に

実際に働いてみてると、仕事ができる看護師は、単純に知識豊富だったり注射や処置がうまいだけじゃないんだよね。本当にできる人は"優先順位"を考えた行動がいつもできている人たちだった。だからまず1年目は、優先順位を意識した行動を身につけると後が楽になると思うな。

うーん、でも看護師として1人立ちするには、まず知識や手技を完璧に身につけないとじゃないの？

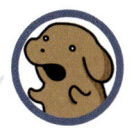

確かに、知識や手技が未熟ではいつまでも1人立ちさせてもらえないけど、1年目から完璧さは求められていない。それよりも仕事の流れや受け持ち患者さんの状態をよく理解して、焦らず着実に仕事をこなしていくことが大切だと思う。たとえ知識があって手技がうまくても、優先順位を意識した行動ができないと、いつも焦ってインシデントが多い人、謎に残業が多い人になってしまうよ。

言われてみれば、点滴や採血は上手なのに、なぜかよく空回ってテンパったりする先輩いるな〜。

苦手な先輩と働く時ほど、あえて笑顔を意識してみる

言い方がキツかったり、高圧的な態度でくる先輩との勤務は本当に憂鬱。仕事に行くのも嫌になるし、意識しすぎてミスも多くなるんだよね……。

そうそう。反対に、優しい先輩との勤務は仕事に行くのも嫌じゃないし、変に意識せずリラックスしてるから全くミスせずに済んだりしない？「他人は自分の鏡」なんて言葉があるけど、これは本当にその通りだよね。

え〜、それどういうこと？ 実際に怖い先輩は初対面から怖かったし、自分から先輩へ高圧的な態度をとることなんて当たり前だけどしてないよ！

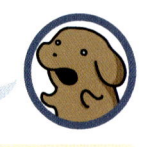

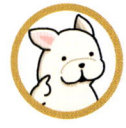

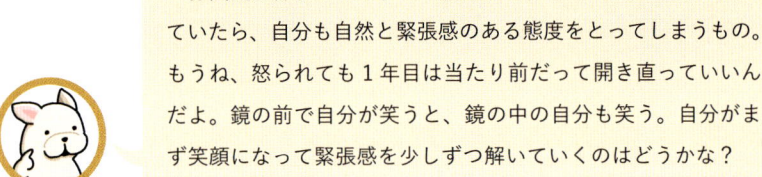

うん、1年目から強気な猛者はいないよね。でも初見からすでに雰囲気が怖かったり、あの先輩は怖いなんて噂を事前に聞いていたら、自分も自然と緊張感のある態度をとってしまうもの。もうね、怒られても1年目は当たり前だって開き直っていいんだよ。鏡の前で自分が笑うと、鏡の中の自分も笑う。自分がまず笑顔になって緊張感を少しずつ解いていくのはどうかな？

自分から笑顔になるか……。うーん、難しそうだけど笑顔になることに損はなさそうだからやってみようかな。

焦ってミスを招くより、遅くても丁寧のほうがいい

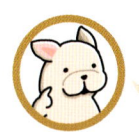

仕事が速くてミスの少ない先輩たちと一緒に働いていると、自分も必死で真似したくなるよね。でもさ、その先輩たちは自分よりも長く働いている分、単純に慣れているし、手を抜いていいところも知っているから速いだけ。1年目にはどうにも追いつけない部分もあるんだよ。

確かに。でも時間が決められている処置や検査・オペ出しとかがあると、間に合わせなきゃってついつい焦っちゃうよ……。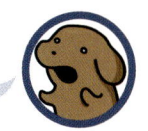

午前中の仕事は特に忙しいから焦るよね。そこで大切なのがやっぱり優先順位を考えて行動すること。自分が焦ってミスしそうな処置には、特に時間をかけて丁寧に行えるように時間配分すると安心だよ。

でもでも、周りの忙しい空気を読んで少しでも速く行動することも必要じゃない？ あと、先輩が教えてくれた通りに動かなきゃとも思うし。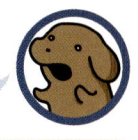

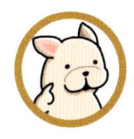

確かに周りがあくせく動いている中、つられずに動くのは難しいよね。でも優先順位のところでも伝えたけど、1年目はとにかく焦らず丁寧に仕事をこなしていけば大丈夫。経験を積めば自然と速さはついてくる。あと、先輩のやり方をすべて模倣する必要もない。人それぞれ個性があるから、自分に合う方法を見つけるほうが大切だと思うな。

仕事が終わったら、まず一番に自分を労わる！

ミスしまくって心身共に疲弊した日は、復習や勉強はできなくてもいいし、料理ができなくてもジムに行けなくても、とことんダラけきっていいんだよ。何もしたくない自分を素直に受け入れ、許してあげよう。

そう言われても、SNSで仕事終わりの時間を有効活用したり、楽しんだりしている人たちの投稿を見るとさ、ダメな自分と比べて落ち込むよ……。

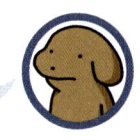

余裕がない時に余裕がある人たちの真似をすると壊れちゃうよ。1年目の看護師で1人暮らし、朝起きて仕事に行くだけで十分すごいこと！しんどい時、自分に一番優しいのは自分でいてね。

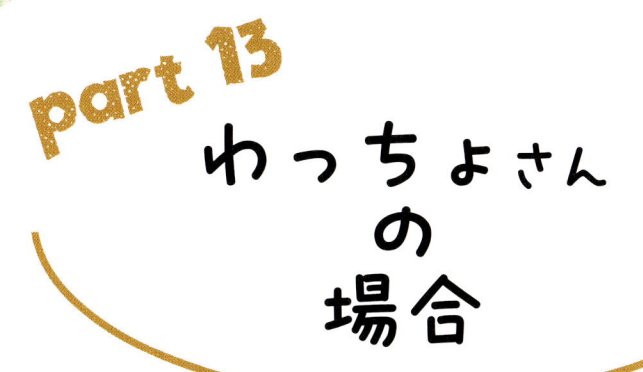

Part 13

わっちょさんの場合

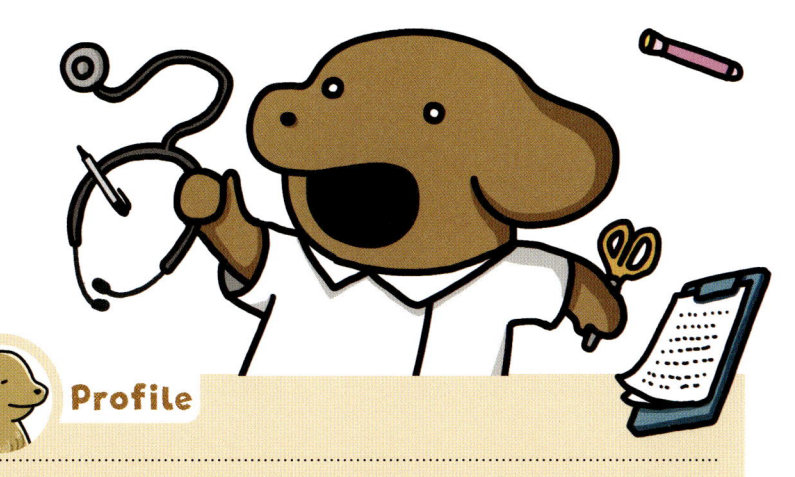

Profile

看護師1年目は、医科大学附属病院の消化器外科に勤めていました。しかし、長時間残業、複数人の患者さんに対応する大変さ、不規則な勤務形態などで体調を崩し休職しました。

休職期間中に、学生時代から憧れていた訪問看護師を目指し転職活動を始め、看護師2年目の時に訪問看護ステーションに転職し、5年間勤務しました。現在は別の職に就いていますが、今でも訪問看護は大好きです。

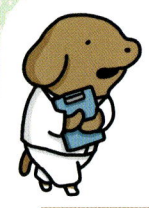

Daily Time Schedule

仕事に行きたくない 新人看護師の 1 日

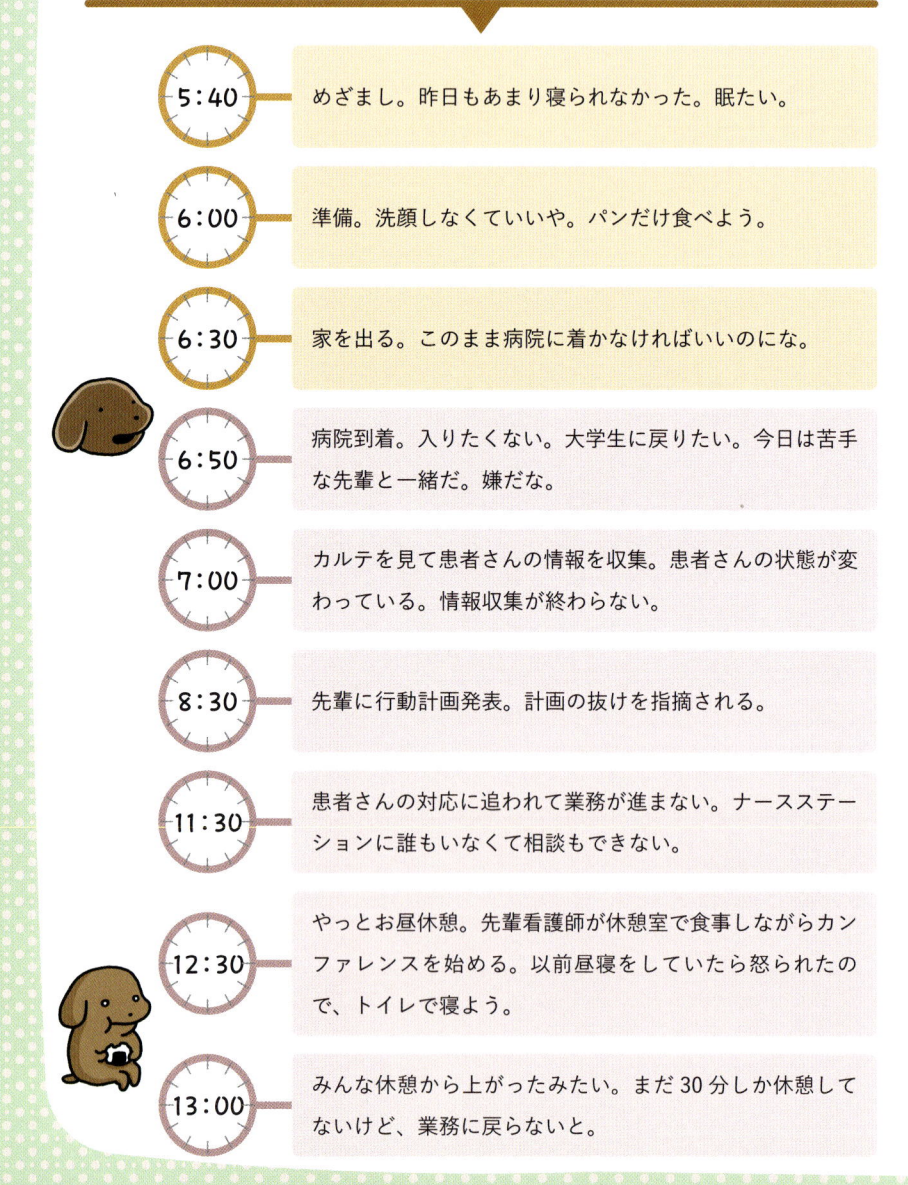

5:40 めざまし。昨日もあまり寝られなかった。眠たい。

6:00 準備。洗顔しなくていいや。パンだけ食べよう。

6:30 家を出る。このまま病院に着かなければいいのにな。

6:50 病院到着。入りたくない。大学生に戻りたい。今日は苦手な先輩と一緒だ。嫌だな。

7:00 カルテを見て患者さんの情報を収集。患者さんの状態が変わっている。情報収集が終わらない。

8:30 先輩に行動計画発表。計画の抜けを指摘される。

11:30 患者さんの対応に追われて業務が進まない。ナースステーションに誰もいなくて相談もできない。

12:30 やっとお昼休憩。先輩看護師が休憩室で食事しながらカンファレンスを始める。以前昼寝をしていたら怒られたので、トイレで寝よう。

13:00 みんな休憩から上がったみたい。まだ 30 分しか休憩してないけど、業務に戻らないと。

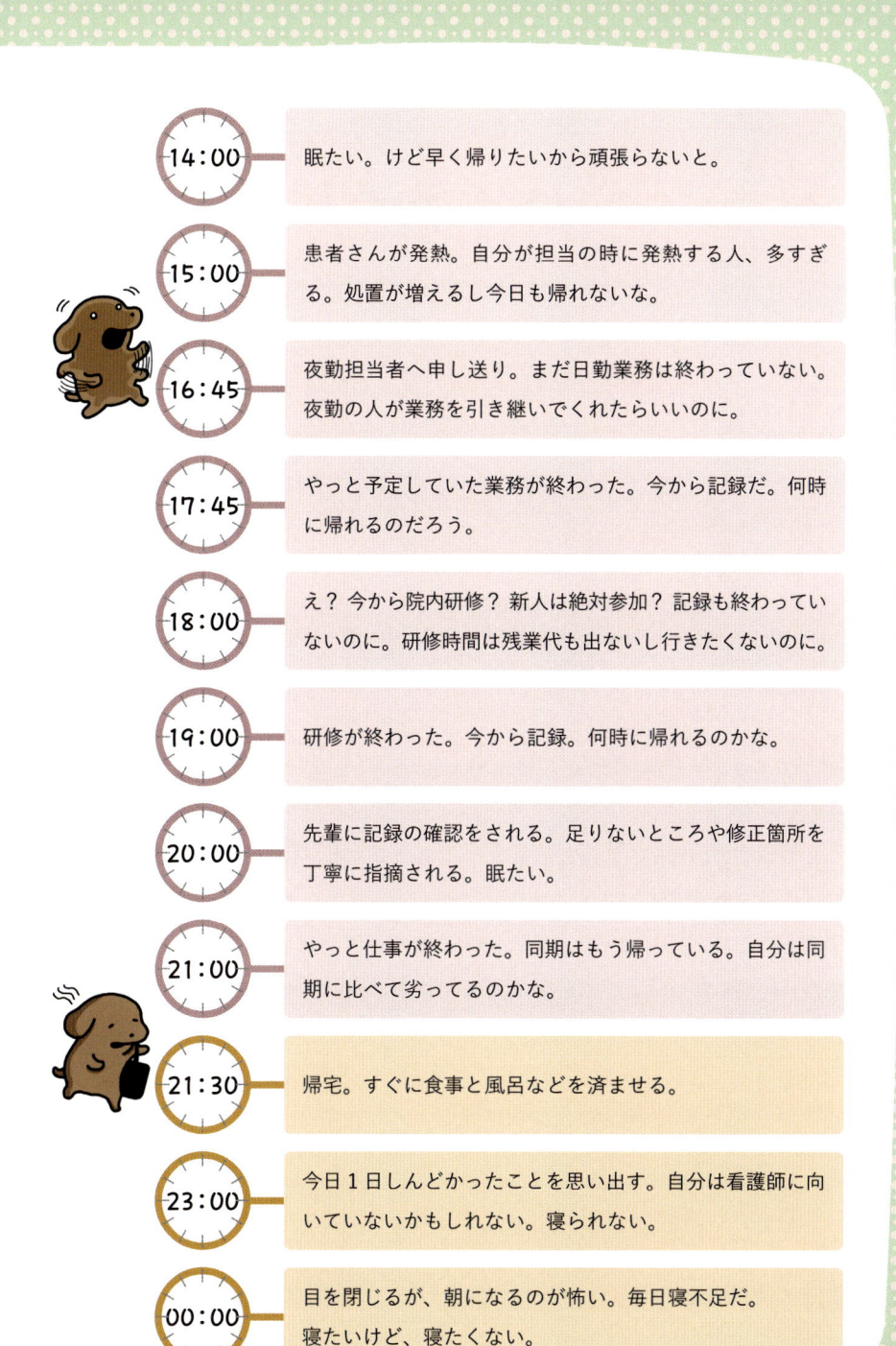

14:00　眠たい。けど早く帰りたいから頑張らないと。

15:00　患者さんが発熱。自分が担当の時に発熱する人、多すぎる。処置が増えるし今日も帰れないな。

16:45　夜勤担当者へ申し送り。まだ日勤業務は終わっていない。夜勤の人が業務を引き継いでくれたらいいのに。

17:45　やっと予定していた業務が終わった。今から記録だ。何時に帰れるのだろう。

18:00　え？ 今から院内研修？ 新人は絶対参加？ 記録も終わっていないのに。研修時間は残業代も出ないし行きたくないのに。

19:00　研修が終わった。今から記録。何時に帰れるのかな。

20:00　先輩に記録の確認をされる。足りないところや修正箇所を丁寧に指摘される。眠たい。

21:00　やっと仕事が終わった。同期はもう帰っている。自分は同期に比べて劣ってるのかな。

21:30　帰宅。すぐに食事と風呂などを済ませる。

23:00　今日1日しんどかったことを思い出す。自分は看護師に向いていないかもしれない。寝れない。

00:00　目を閉じるが、朝になるのが怖い。毎日寝不足だ。寝たいけど、寝たくない。

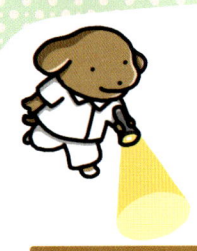

本日の
ハイライト

11:30 患者さんの対応に追われて業務が進まない。ナースステーションに誰もいなくて相談もできない。

15:00 患者さんが発熱。自分が担当の時に発熱する人、多すぎる。処置が増えるし今日も帰れないな。

看護師の業務量は多く、1人ですべてはこなせない

　看護師の業務って本当に多いんですよね。僕がいた外科では、毎日のように新しい患者さんが入ってくるし、数時間で患者さんの状態は変化していきました。朝の情報収集は終わらないし、計画どおりに仕事が進まないことがほとんどでした。

　またPNSではなく1人で業務を行っていく看護方式だったので、正直、新人1人では業務をこなせなかったです。相談したい時に近くに先輩が誰もおらず、探し回ったりピッチで連絡したりしてました。そして、なぜだか忙しい時に重なるように、患者さんの状態が変わったりするんですよね。

　「人の役に立ちたい」「患者さんに寄り添った看護をしたい」そう思って看護師になったのに、余裕がなくていらだってしまうこともありました。

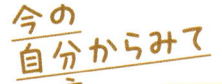
今の
自分からみて
一言

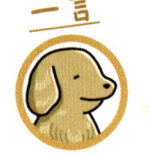

　相談しやすい先輩の予定を把握しておきましょう。同期でも良いです。困った時にすぐその人に相談できるようにしておくだけで、少し心の余裕が生まれます。

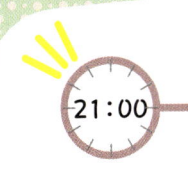

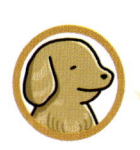

21:00　やっと仕事が終わった。同期はもう帰っている。自分は同期に比べて劣ってるのかな。

しんどい時は誰かと比べてしまいがち

　業務でうまくいかないことがあったり、先輩や医師から叱られたり、患者さんから指摘を受けたり……。看護師になると、いろんな場面でつらいことが待っています。そういう時に、どうしても同期と自分を比べてしまいます。

　「同期が自分よりも早く独り立ちした」「同期は自分の苦手な先輩に褒められているな」「なぜ自分は同期よりもできないのだろう」。僕は毎日このように思っていました。同期と比べて、自分が劣っていると思えば思うほど、仕事に対するモチベーションが落ちていきます。そして、ナースステーションにいるだけでもつらく感じることがあります。同期というのは、自分への安心材料となる反面、不安材料にもなり得る存在だと感じていました。

今の自分からみて一言

他人と比べるな！ 自分は自分！ 同期のほうができていると思っていることでも、意外と自分のほうができているかも。
後の評価で、患者さんへの対応は新人の中で一番できていると言われたことがあります。自分自身の評価と、他人からの評価は違ってくるので、同期と比べるよりも自分を貫け！

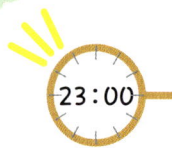

23:00 今日1日しんどかったことを思い出す。自分は看護師に向いていないかもしれない。寝られない。

仕事が嫌で仕方がなく、寝たくても寝られない

　本当に身体も心もしんどくなってくると、仕事のことばかり考えて夜も寝られなくなってしまいます。当然ですよね。人の命に関わる仕事をして、何時間も残業をして、夜勤などの不規則な勤務もするわけですから。

　僕は1年目の終わりに、2日間一睡もできずに仕事へ行ったことがありました。3日目の夜も寝られず、ついに限界を迎えて思わず夜勤中の病棟に連絡を入れて休むことを伝えました。その後は死んだように眠れたのを思い出します。

今の自分からみて一言

まともに寝られなくなったら、まずは休め！
僕は数日休んだ後、心療内科に行き、2カ月休職した後に訪問看護に転職しました。あの時に休まなかったら、必ず身体を壊していたし、今でもこの選択は間違っていなかったと思っています。

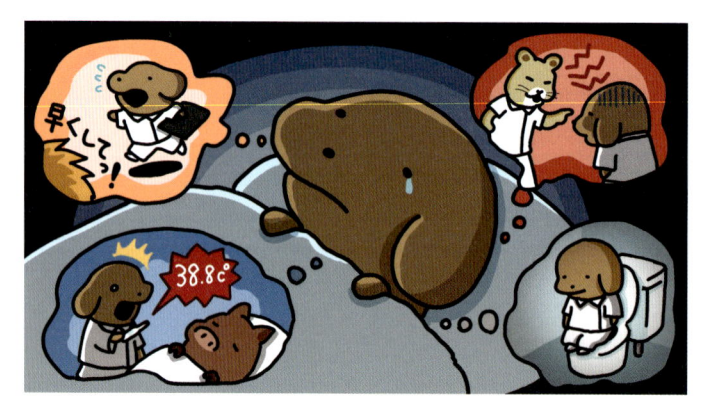

当時の自分にアドバイスするなら

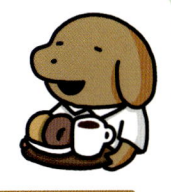

ホウ・レン・ソウを乗り切るコツ

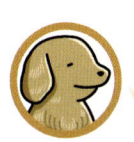

ホウ・レン・ソウが大事ってよく言われるけど、みんな苦手だよね。内容とかタイミングとか、何が正しいか分からない。だから新人のうちは、とりあえず何でも言ってしまえばいいよ。

でも、「それはいらない」とか「今忙しい」とか言われるでしょ？

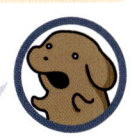

確かにそう言われる時もある。だけど、言わなかったり後回しにすると、「なんで言わないの」「言うのが遅い」と余計に怒られる。指導者の立場だと、どんな内容やタイミングでも、ホウ・レン・ソウがあったほうが指導ができるし、頼られてる感じがして意外とうれしかったりする。先輩に指導する機会をあげるぐらいの気持ちで、自分の行動や考えをぶつけてみよう。

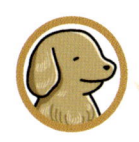

とりあえず何でも言うようにしてみる。

苦手な先輩や医師と上手く付き合う方法

嫌な先輩とか医師がナースステーションにいるだけでも緊張するし、勤務が被ってるのがつらい。

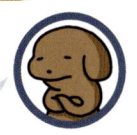

僕もそうだったよ。なぜだか分からないけど、どこの病院にも意地悪な看護師や医師はいるよね。1つ対策を教えるよ。それは、できるだけ関わらないことだよ。

それができたらいいんだけど、どうしても報告しなくちゃならない時があるじゃん。

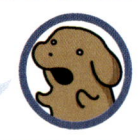

確かにそうだね。避けたくても避けられない時がある。そういう時は、うまくやろうとしなくて良い。自分らしく報告すれば良いよ。どうせ数年後には異動とかで関わらなくなるから。もしどうしてもすぐに関わりを減らしたいなら、師長に言ってみよう。勤務を調整してくれるかも。

分かった。できるだけ関わらないようにする。

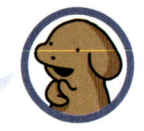

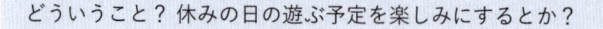
しんどい今を乗り越えるコツ

目の前のことでしんどくなって仕事が嫌になることってあるよね。「明日仕事行くの嫌だな」「夜勤したくないな」とかね。それを乗り越えるためには、将来のことを考えるのが効果的。

どういうこと？ 休みの日の遊ぶ予定を楽しみにするとか？

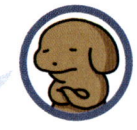

それもあるけど、もっと大きな自分の目標だったり、数年後の未来を想像すると良いよ。例えば、「3年後に訪問看護に転職しよう」とか「5年後に認定看護師になりたい」みたいにね。

なるほど、将来の看護師像を想像するのか。でも、看護師としての目標がなかったら？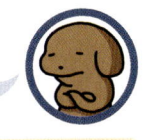

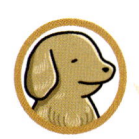 看護師以外の目標でも効果的だよ。例えば「来年に海外留学したい」とか、「3年後に結婚して子どももほしい」みたいな目標でもいい。とにかく長期的に、自分はどうなりたいのか、何をしたいのかを想像してみよう。具体的な目標を立てられれば、そこに向かって頑張れるかもしれないし、今の職場にこだわる必要もないかもしれないよ。

完璧じゃなくてもいい！逃げ道を作っておこう！

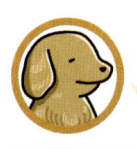 最後に伝えたいことは、自分なりの逃げ道を用意しておいてほしいということ。看護師として働ける場所はいくらでもある。本当につらくなったら辞めればいいし、自分に合う職場を探せばいい。

でも、3年は続けたほうが良いと言われるし、辞めた後のことが心配……。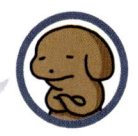

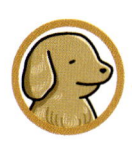 大丈夫！ 我慢し続けるよりも、新しい選択肢を探すほうがきっと良い未来が待ってるよ！ 一番大事なのは自分の身体だからね！

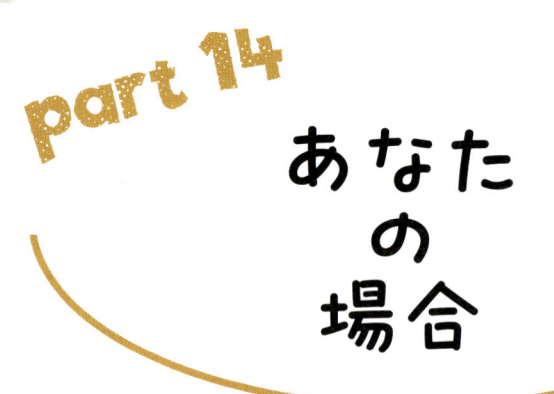

part 14

あなたの場合

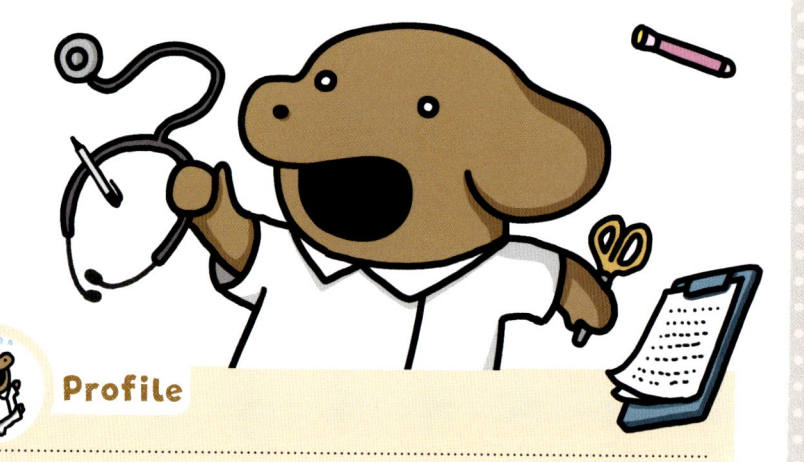

Profile

....

....

....

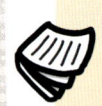

ここまで読んでいただいてありがとうございます！
「自分だったらなんてアドバイスするかな……」って
つい思いませんでしたか？

本書の最後に、**あなたのサバイバル術を書きこむ**
空白ページを用意しました。自分の成長を振り返
ったら、「＃めそかん」で投稿してみてね。

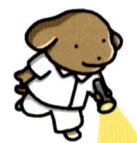

Daily Time Schedule

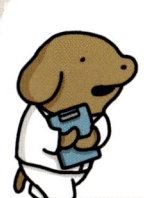

仕事に行きたくない新人看護師の1日

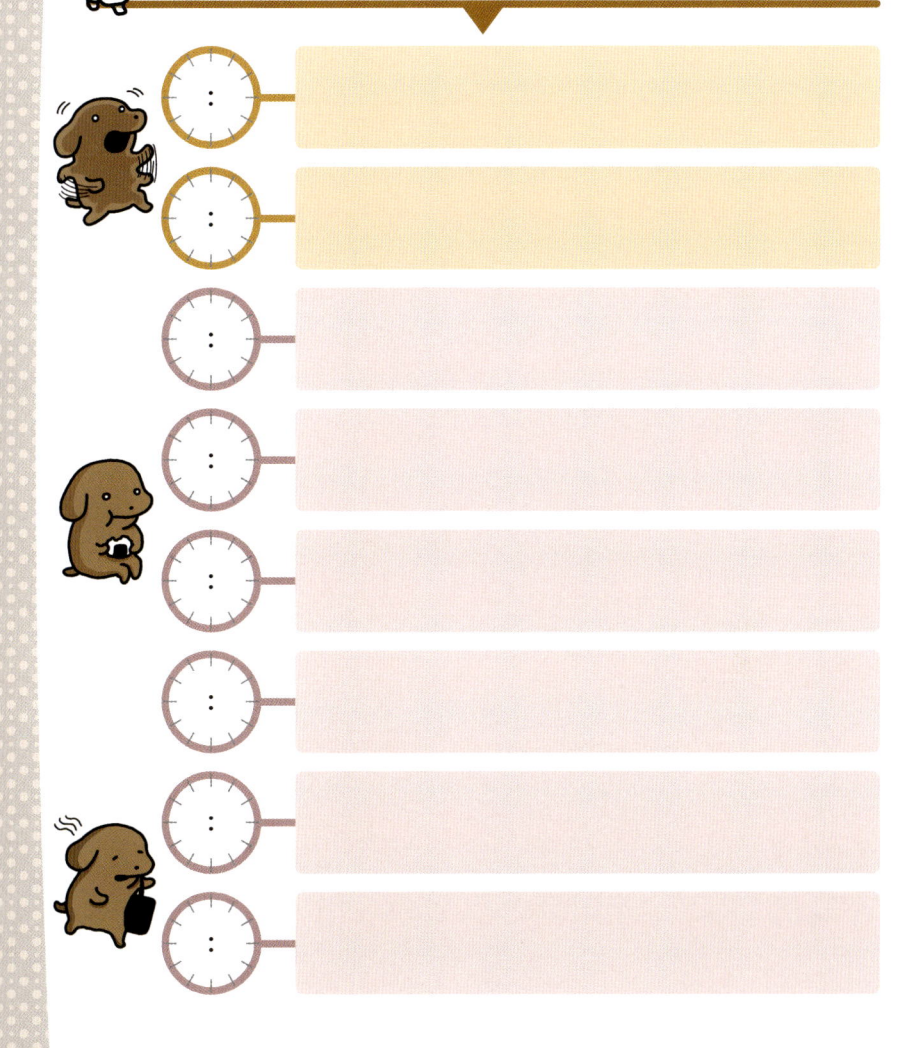

本日の
ハイライト

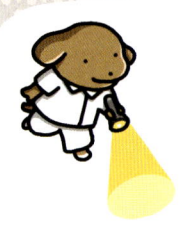

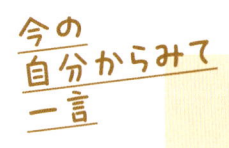
今の
自分からみて
一言

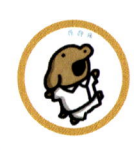

Advice to myself

当時の自分にアドバイスするなら

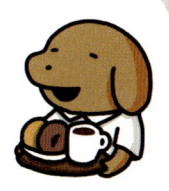

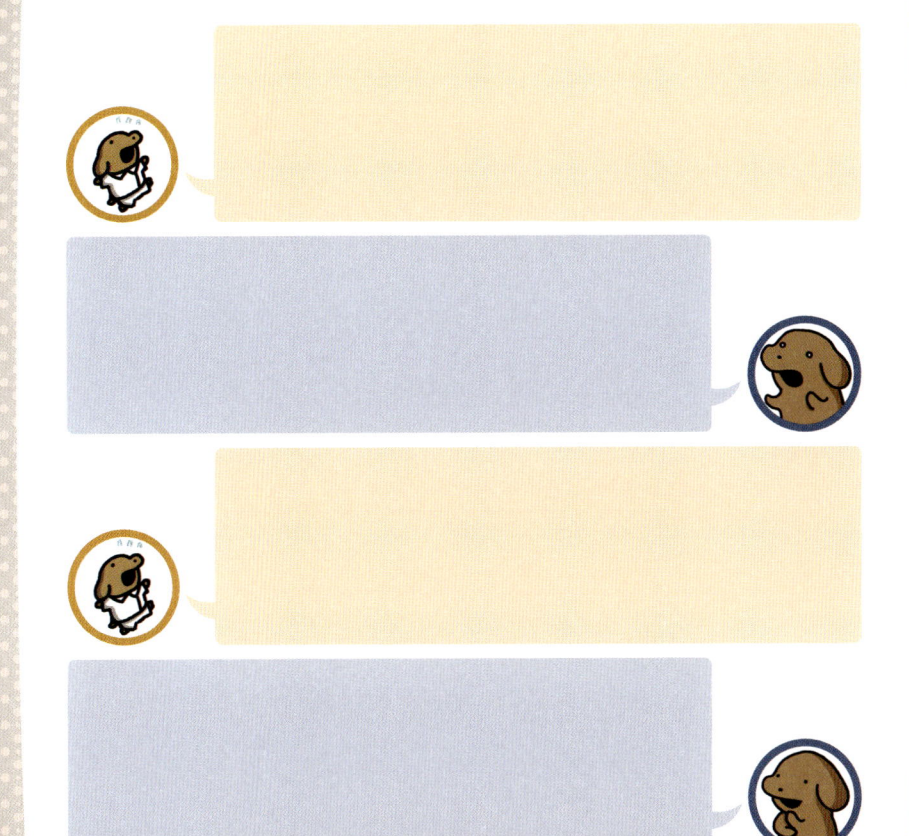

めそめそしていた1年目の自分に
今の自分から伝えたい
看護師暮らしのサバイバル術

2025年3月1日発行　第1版第1刷ⓒ

編　集　めそかん編集委員会

発行者　長谷川 翔

発行所　株式会社メディカ出版
　　　　〒532-8588
　　　　大阪市淀川区宮原3-4-30
　　　　ニッセイ新大阪ビル16F
　　　　https://www.medica.co.jp/

編集担当　辻友佳里／木谷圭吾／安田翔太
編集協力　中倉香代
装　幀　HON DESIGN 北尾崇
イラスト　うかうか
組　版　株式会社明昌堂
印刷・製本　日経印刷株式会社

ISBN978-4-8404-8789-4　　　Printed and bound in Japan

当社出版物に関する各種お問い合わせ先（受付時間：平日9：00〜17：00）
●編集内容については、編集局 06-6398-5048
●ご注文・不良品（乱丁・落丁）については、お客様センター 0120-276-115

病棟につれていこう お守り犬シール

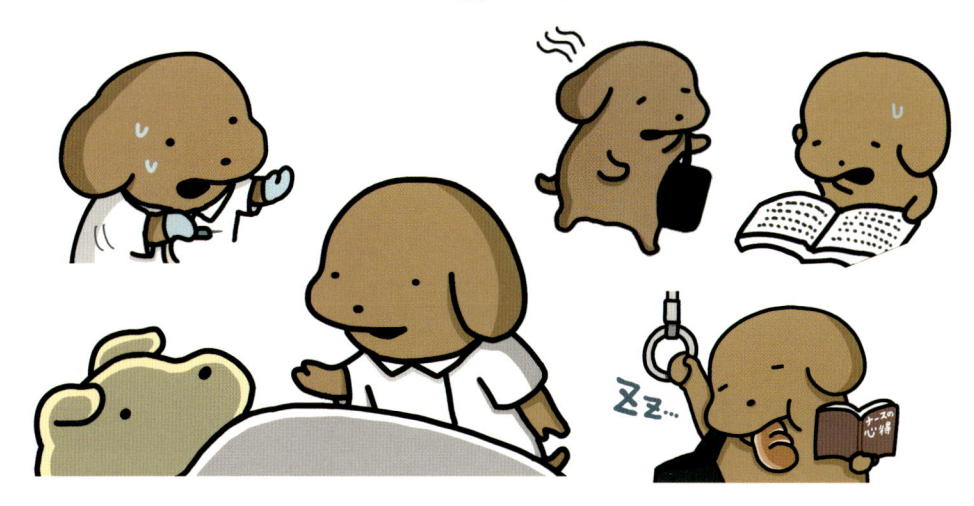

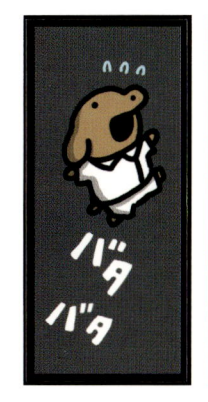
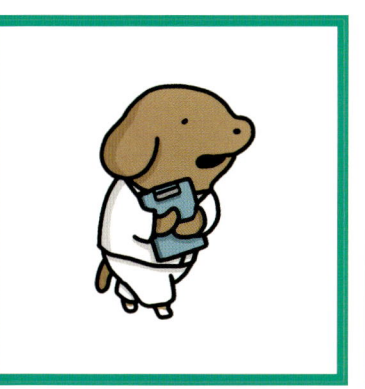
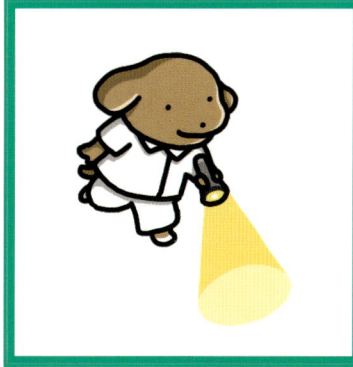

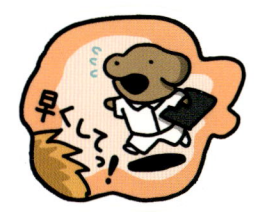
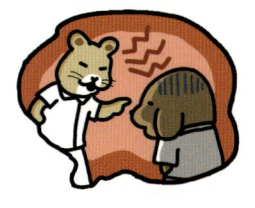
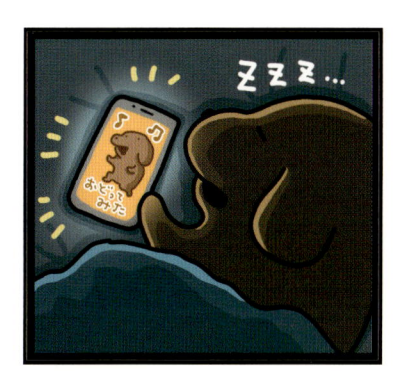

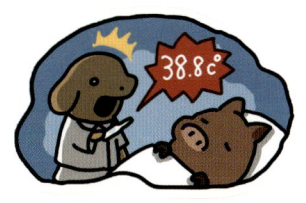
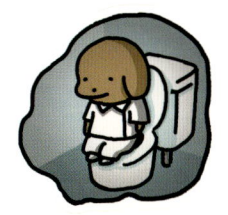

OMAMORIINUSEAL